Inhalt

Intervallfasten & Intermittierendes fasten

Einführung

Es gibt einen Grund, warum intermittierendes Fasten heute eine der beliebtesten Ernährungsweise der Welt ist: Es funktioniert! Genauer gesagt hilft es den Menschen, nicht nur das gewünschte Gewicht zu verlieren (was Sie im Buch erfahren werden), sondern auch gesund zu werden und es zu bleiben. Es ist zwar keine magische Pille, um alle Ihre Fettgewebe und Krankheiten verschwinden zu lassen, aber es kann Ihnen helfen, Ihr Idealgewicht zu erreichen und das Risiko bestimmter gesundheitlicher Probleme erheblich zu reduzieren. In diesem Buch werde ich Ihnen zeigen, was intermittierendes Fasten wirklich ist, warum Sie es in Ihren Lebensstil integrieren sollten, wie es Ihnen helfen kann, schlank und gesund zu bleiben, die verschiedenen Arten des Fastens mit Unterbrechungen (Protokolle) und wie man das intermittierende Fasten als Lifestyle lebt mit einer Liste von Dingen, die Sie tun sollten und nicht tun sollten. Wenn Sie dieses Buch fertiggelesen haben, sind Sie in der Lage, intermittierendes Fasten in Ihren Lebensstil zu integrieren und auf dem Weg, schlanker und gesünder zu werden.

Kapitel 1: Intermittierende Grundlagen des Fastens

Um zu verstehen, was intermittierendes Fasten ist und warum Sie davon profitieren können, ist es wichtig, den Begriff in seine Wortbestandteile zu zerlegen - Fasten und intermittierend. Lassen Sie uns zuerst über das Fasten sprechen. Es gibt viele verschiedene Eindrücke über das Wort "Fasten". Für manche Menschen ist es eine Diät. Für einige ist es eine Art, den Arm Gottes zu verdrehen, um zu bekommen, was sie von ihm wollen - als ob sie Gottes Arm verdrehen könnten. Für einige ist es eine

Art, den Körper zu reinigen. Also, was ist Fasten wirklich? Grundsätzlich ist das Fasten der Akt, absichtlich für eine bestimmte Zeit von der Nahrung fernzubleiben. Beim Fasten nimmt man entweder gar keine Nahrung zu sich oder nur ganz wenig. Die meisten Menschen kennen das Fasten als einen Akt, die Gunst Gottes zu erlangen, wie z. B. beim Islam. In diesen und anderen Religionen ist das Fasten einer der besten Wege, Gott "zu gefallen" (sei es die Absicht, ihn einfach zu erfreuen oder seine Segnungen zu erlangen), für die Sünden, die sie begangen haben, zu zahlen oder ihre Geister zu stärken und empfindlicher für Gottes Stimme zu werden. Die letztere Wahrnehmung spiritueller Stärkung und Verschärfung wird überraschenderweise von psychologischen Prinzipien unterstützt, wenn auch aus einem anderen Blickwinkel. Wie ist das gemeint? Für Menschen, die sehr religiös oder fromm sind, hängt die Fähigkeit, den Versuchungen der Welt wie Sex, Laster und Materialismus unter anderem zu widerstehen, von der Stärke des eigenen Geistes ab. Es gibt eine sehr gute spirituelle Analogie, die den Kampf zwischen dem Geist und dem Fleisch oder den weltlichen Wünschen - den guten und bösen inneren Wölfen - veranschaulicht. Die indianischen Ureinwohner glauben, dass innerhalb des Geistes einer Person 2 Wölfe leben, die beide miteinander uneins sind. Der stärkere Wolf ist derjenige, der die Person dazu bringt, zu denken, zu fühlen und ihr Leben in einer bestimmten Weise zu leben, das heißt, gut oder schlecht. Und wer bestimmt, wer zwischen den beiden Wölfen stärker ist?Die Person selbst. Wenn ein Mensch seinen fleischlichen Wolf hungern lässt, den bösen, schwächt er ihn und ernährt unabsichtlich den guten Wolf, um ihn stark zu machen, und umgekehrt. Das Fasten ist eine der Hauptarten, in der die meisten Religionen den guten Wolf füttern und folglich den Bösen verhungern lassen. Deshalb glauben religiöse Menschen, dass das Fasten den Geist stärkt, das heißt den guten Wolf, um gegen die Versuchung zu kämpfen. Im Bereich der Psychologie bezieht sich der Begriff, der sich auf die Praxis des Verhungerns des bösen

Wolfs bezieht, auf eine verzögerte Befriedigung. Wenn Sie sich daran erinnern, was in dem berühmten Marshmallow-Test an Kindern passiert ist, sind diejenigen, die der Begeisterung widerstehen konnten, die Marshmallows zu essen, sofort zu gut eingestellten und disziplinierten Erwachsenen herangewachsen. Da Fasten eine Menge verzögerter Befriedigung beinhaltet, erlaubt es einer Person, einen viel stärkeren Charakter oder Willensstärke zu entwickeln. Warum hungern? Ob Sie es glauben oder nicht, die Vorteile des Fastens sind nicht nur auf den Geist oder die Psyche beschränkt. Es erstreckt sich auch auf den physischen Körper. Nun, wie kann das Hungern für eine längere Zeit, gesundheitliche Vorteile haben, wenn doch die Volkswissenschaft behauptet, dass Hungern für eine längere Zeit nicht gut wäre. Ist Essen denn nicht eine der wesentlichen Voraussetzungen für Langlebigkeit? Es stimmt zwar, dass Essen eine Voraussetzung ist, um am Leben zu bleiben und Hunger im Allgemeinen nicht gut für den Körper und Geist ist, doch bewusstes Hungern für eine begrenzte Zeit ist tatsächlich viel gesünder, sowohl körperlich und geistig. Der Schlüssel dazu ist das schnelle oder periodische Fasten. Das bringt uns zum zweiten Wort des Begriffs, der "intermittierend" ist. Um die Vorteile des Fastens und die gewünschte gesundheitliche Wirkung zu erhalten, ist es wichtig, intermittierend zu fasten und nicht für lange Zeiträume wie z. B. für Tage oder Wochen. Hier sind die wichtigsten gesundheitlichen Vorteile von intermittierendem Fasten:

Beschleunigter Fettabbau

Abnehmen ist nicht unbedingt eine großartige Sache, vor allem, wenn Sie das falsche Gewicht verlieren. "Ja wirklich?" Es gibt eine richtige Art von Gewichtsverlust? Ja, den gibt und sie heißt Fettabbau! Viele Menschen verwechseln Gewichtsverlust mit Fettabbau, weshalb so viele ungesunde schnelle Gewichtsverlust-Diäten - a.k.a. Crash-Diäten - weiterhin im Internet und darüber hinaus so weit verbreitet sind. Obwohl es stimmt, dass viele Crash-Diäten eine Person wirklich dazu bringen können, 5 Kilo oder mehr pro Woche zu verlieren, ist es doch erwähnenswert, dass das meiste verlorene Gewicht von der Art ist, die man nicht verlieren will: **Wasser und Muskelmasse.** Intermittierendes Fasten hilft Ihnen, die richtige Art von Gewicht in einem schnellen aber gesunden Tempo zu verlieren - Körperfett. Glauben Sie mir, auch wenn Sie nur höchstens 1 Kilo pro Woche verlieren (die etablierte gesunde Gewichtsverlust-Rate), 4 Kilo Körperfett in einem Monat (bei 4 Wochen pro Monat), werden Sie im Vergleich zu 8 Kilo in einem Monat deutlich schlanker aussehen, weil dieser Verlust hauptsächlich aus Wasser und Muskeln besteht. Warum die Notwendigkeit, so viel Muskelmasse wie möglich zu erhalten? Je mehr Muskelmasse Sie haben, desto schneller ist Ihr Stoffwechsel. Dieser hat die Fähigkeit, Kalorien und gespeichertes Körperfett zu verbrennen. Wenn Sie hauptsächlich Körperfett und minimale Muskelmasse verlieren, ändert sich Ihr Metabolismus kaum und Sie verbrennen größtenteils Körperfett! Intermittierendes Fasten beschleunigt den Stoffwechsel, indem es die Produktion von fettverbrennenden Hormonen wie Noradrenalin erhöht und gleichzeitig die Insulinproduktion minimiert. Es wurde in Studien gezeigt, dass im Durchschnitt intermittierendes Fasten - wenn es richtig gemacht wird - Ihrem Körper helfen kann, bis zu 14 % mehr Kalorien und Körperfett zu verbrennen. Insbesondere eine Überprüfung eines bestimmten Teils der wissenschaftlichen Literatur im Jahr 2014 zeigte, dass intermittierendes Fasten innerhalb von 24 Wochen dazu beitragen kann, dass Menschen bis zu 8 % ihres Gewichts verlieren, was für einen relativ kurzen Zeitraum als erhebliche Gewichtsabnahme angesehen werden kann. Stellen Sie sich vor, wenn Sie 100 Kilo wiegen, können Sie bis zu 8 Kilo in nur 6 Monaten oder weniger verlieren! In der gleichen Studie wurde auch festgestellt, dass die Personen, die an der Studie beteiligt waren, bis zu 7 % ihrer Taille verloren haben. Dies zeigt, dass der größte Gewichtsverlust, der erzielt wurde, Körperfett war. In einer anderen Studie wurde gezeigt, dass durch intermittierendes Fasten mehr Muskelmasse erhalten bleibt, im Vergleich zu kalorienreduzierten Diäten. Der Grund? Erinnern Sie sich daran, wie intermittierendes Fasten die Produktion von fettverbrennenden Hormonen erhöht, während fettspeichernde Hormone minimiert werden? Jetzt wissen Sie, warum. Wegen seiner Fähigkeit, Ihren Kalorienverbrauch zu erhöhen und Ihren Stoffwechsel zu verbessern, kann intermittierendes Fasten Ihnen helfen, Ihren Gewichtsverlust, Körperfettabbau, und Ihre Ziele zu erreichen.

Minimierung des Typ-2-Diabetes

Eine der weltweit am meisten verbreiteten Gesundheitsepidemien ist Diabetes. In vielen Ländern der Welt, besonders in wohlhabenden Ländern oder in der Ersten Welt, entwickelt sich Diabetes zu einer der tödlichsten Krankheiten, mit denen Regierungen zu kämpfen haben. Dieser medizinische Zustand ist in erster Linie das Ergebnis einer erhöhten Insulinresistenz (geringe Insulinsensitivität), die den Blutzuckerspiegel einer Person konstant hoch und chronisch macht. Umgekehrt gilt, je niedriger die Insulinresistenz einer Person (hohe Sensitivität) ist, desto niedriger ist normalerweise ihr Blutzucker. Wie bereits erwähnt, kann intermittierendes Fasten helfen, die Produktion von Insulin zu minimieren. In mehreren Studien wurde geschätzt, dass intermittierendes Fasten den Insulinspiegel um bis zu 31 % senken kann. In diesem Zusammenhang wurde auch basierend auf Studien geschätzt, dass intermittierendes Fasten dazu beitragen kann, den Blutzuckerspiegel um bis zu 6 % zu senken. Durch die Verbesserung der Insulinsensitivität (Verringerung der Insulinresistenz) und Senkung des Blutzuckerspiegels kann intermittierendes Fasten dazu beitragen, das Risiko zu minimieren Typ-2-Diabetes zu bekommen. Dieser Vorteil ist jedoch eher für Männer als für Frauen anwendbar. Eine Studie zeigte, dass der Blutzuckerspiegel von Frauen im Durchschnitt während eines 3-wöchigen intermittierenden Fastenprotokolls anstieg.

Verbesserte kardiovaskuläre Gesundheit

Heute sind der IS oder die syrische Armee nicht die größten Mörder der Welt. Es sind Herz-Kreislauf-Erkrankungen. Und es gibt Gesundheitsmarker oder Risikofaktoren, die helfen können, das Risiko von Herzerkrankungen zu bestimmen. Einer der Vorteile des intermittierenden Fastens ist die Verringerung einiger dieser Marker oder Risikofaktoren, zu denen erhöhte Cholesterinwerte, Bluthochdruck, Blutzuckerspiegel, Triglyzeridspiegel und Marker für Entzündungen gehören. Ich sage "wahrscheinlich", weil diese Vorteile hauptsächlich bei Tieren beobachtet wurden, was bedeutet, dass mehr Studien - beim Menschen - über die kardiovaskulären Vorteile von intermittierendem Fasten durchgeführt werden müssen. Nichtsdestoweniger ist die Wahrscheinlichkeit, dass solche Vorteile auch für den Menschen gelten, hoch, wenn man bedenkt, dass die meisten wissenschaftlichen Tests zu möglichen Auswirkungen von Drogen und anderen Dingen zuerst an Tieren getestet werden. Und oft geben die positiven Testergebnisse den Forschern und Wissenschaftlern das Signal, solche Dinge am Menschen anzuwenden.

Verbesserte zelluläre Wiederherstellung

Ein Prozess, der für die Zellreparatur entscheidend ist, ist die Entfernung von Abfall aus den Zellen, also. Autophagie. Dies beinhaltet den Stoffwechsel von dysfunktionalen oder gebrochenen Proteinen, die sich im Laufe der Zeit in den Zellen ansammeln können. Eine erhöhte Autophagie kann helfen, mehr solcher gebrochenen oder dysfunktionalen Proteine zu metabolisieren oder zu entfernen und folglich die zelluläre Reparaturfunktion des Körpers zu verbessern. Intermittierendes Fasten kann Ihrem Körper helfen, eine erhöhte Autophagie zu erreichen und dabei Ihrem Körper helfen, Zellen viel besser zu reparieren.

Zelluläre Gen- und hormonelle Veränderungen

Wenn Sie längere Zeit nichts gegessen haben, passieren mehrere wichtige hormonelle Veränderungen. Dazu gehört - wie bereits erwähnt - eine vermehrte Produktion des fettverbrennenden Hormons Norepinephrin und eine Senkung des Insulinspiegels. Wie bereits erwähnt, beinhaltet es auch eine erhöhte Autophagie, die zu einer besseren Reparatur der Zellen führt. Eine andere hormonelle Veränderung, die während des Fastens intermittierend auftreten kann, ist eine erhöhte Produktion von menschlichen Wachstumshormonen, die Ihnen helfen können, mehr Muskeln aufzubauen oder sogar während einer Diät die Muskelmasse zu erhalten. Abgesehen davon, dass Sie viel fitter aussehen, hilft Ihnen mehr Muskelmasse, stärker zu werden.

Reduzierte Werte von oxidativem Stress und Entzündung

Der häufigste Grund für vorzeitige Alterung und für die meisten chronischen und degenerativen Erkrankungen ist heute oxidativer Stress. Warum? Weil es Ihren Körper trifft, wo es am wichtigsten ist - auf Zellebene! Oxidativer Stress beinhaltet die Reaktion von freien Radikalen oder instabilen Molekülen auf die entscheidenden Moleküle des Körpers wie Protein und DNA. Und solche Reaktionen sind nicht gut - sie sind schädlich und gefährlich! Es wurde in wissenschaftlichen Studien nachgewiesen, dass intermittierendes Fasten die wohltuende Fähigkeit hat, dem Körper zu helfen, seine Fähigkeit, oxidativen Stress abzuwehren oder zu bekämpfen, zu stärken. Einige Studien haben auch gezeigt, dass intermittierendes Fasten auch einen anderen

Hauptfaktor für viele chronische Krankheiten verringern kann: **Entzündung.** Daher ist intermittierendes Fasten eine der besten Möglichkeiten, das Altern zu verlangsamen und die Risiken für viele der heutigen chronischen und degenerativen Krankheiten zu reduzieren.

Besseres Management von Krebs

Einige Studien, wenn auch an Tieren durchgeführt, haben gezeigt, dass intermittierendes Fasten helfen kann, Risiken für bestimmte Krebsarten durch verbesserte Stoffwechselprozesse zu reduzieren. Bei Studien an Menschen erwies sich intermittierendes Fasten als hilfreich bei der Minimierung der Nebenwirkungen einer Chemotherapie.

Optimaler Geist

Oft ist es so: Was für den Körper im Allgemeinen vorteilhaft ist, ist auch vorteilhaft für das Gehirn. Besserer Metabolismus, substantielle Verbesserungen der Insulin- und Blutzuckerwerte, Reduktion von oxidativem Stress und reduzierte Entzündungen können alle zu optimalen kognitiven und mentalen Leistungen sowie der allgemeinen Gehirngesundheit beitragen. Tierstudien haben gezeigt, dass intermittierendes Fasten dabei helfen kann, neue Nervenzellen zu züchten, die für eine optimale geistige Leistungsfähigkeit und Gehirngesundheit entscheidend sind.

Laut einer Studie, wird während des Fastens, die Produktion von Gehirn-abgeleiteten neurotropen Faktor (BDNF) stimuliert, ein wichtiges Hormon, das dazu beitragen kann, Risiken für psychische Probleme wie Depression unter anderem zu reduzieren. Und schließlich kann intermittierendes Fasten auch dazu beitragen, die schädlichen Auswirkungen von Schlaganfällen auf das Gehirn zu minimieren.

Geringeres Risiko für Alzheimer-Krankheit

Eine der häufigsten neurodegenerativen Erkrankungen der Welt ist die Alzheimer-Krankheit. Gegenwärtig gibt es noch immer kein bekanntes Heilmittel gegen Alzheimer, trotz wissenschaftlicher Durchbrüche, die uns näher an die Entdeckung eines solchen Mittels heranführen. An diesem Punkt ist die beste Medizin immer noch Prävention. Während Studien, die signifikante Erkenntnisse über die Rolle von intermittierendem Fasten bei der Senkung des Risikos für Alzheimer ergeben haben, an Tieren durchgeführt wurden, bedeutet dies nicht, dass durch intermittierendes Fasten die Anti-Alzheimer-Vorteile nicht auf den Menschen anwendbar sind. Denken Sie daran, dass die meisten wissenschaftlichen Durchbrüche im medizinischen Bereich zuerst bei Tieren validiert wurden, bevor dies bei Menschen der Fall war. Daher kann es sein, dass intermittierendes Fasten dazu beitragen kann, das Risiko für Alzheimer und sogar für Parkinson und Huntington zu reduzieren. Und obwohl es bis heute keine signifikanten Studien über Menschen gibt, die die Rolle des intermittierenden Fastens im Kampf gegen Alzheimer bestätigen, gibt es Berichte, dass Alzheimer-Patienten nach dem Fasten für eine kurze Zeit als Interventionsmethode viel bessere Symptome haben.

Allgemein längeres Leben

Schließlich werden allgemeine Verbesserungen der allgemeinen Gesundheit die Lebenserwartung verbessern. Da intermittierendes Fasten helfen kann, die oben genannten wichtigen Vorteile für Gesundheit und Fitness zu erzielen, ist es sehr wahrscheinlich, dass die Einbeziehung von intermittierendem Fasten als Teil eines allgemein gesunden Lebensstils dazu beitragen kann, das Leben zu verlängern. In den nächsten Kapiteln werden wir uns die beliebtesten Möglichkeiten ansehen, wie intermittierendes Fasten überall auf der Welt durchgeführt wird, die üblicherweise als Protokolle bezeichnet werden. Jedes

Protokoll hat seine eigenen einzigartigen Vorteile, die Ihnen helfen können, zeitweiliges Fasten in Ihren Lebensstil zu integrieren, unabhängig von Ihren persönlichen Umständen.

Kapitel 2: Das Lean-Gain-Protokoll

Dies gilt als eines der weltweit populärsten Protokolle für das schnelle Fasten. Der Befürworter dieses Protokolls ist Martin Berkhan. Das Lean-Gains-Protokoll ist ideal für Sie, wenn Sie gerne die Gewichte im Fitness-Studio stemmen und definiert sein wollen, also Muskeln aufbauen und Körperfett verlieren.

Wie es funktioniert

Wenn Sie ein Mann sind, müssen Sie jeden Tag 16 Stunden fasten und wenn Sie eine Frau sind, müssen Sie täglich für eine kürzere Zeit fasten - 14 Stunden. Die restlichen 8 (Männer) bis 10 (Frauen) Stunden werden Ihr Fütterungs- oder Essensfenster sein. Sie gehen während Ihrer 14- bis 16-stündigen täglichen Fastenzeit nicht völlig ohne Nahrung aus. Während dieser Zeit kann man immer noch etwas essen, jedoch nur kalorienfrei. Trinken (am besten Wasser oder andere kalorienfreie Getränke) ist ebenfalls erlaubt. Ganz oben auf der Liste steht natürlich Wasser! Andere annehmbare Alternativen schließen kalorienfreie Limonaden und Kaugummis, ungesüßten schwarzen Kaffee (oder gesüßt mit einem kalorienfreien Süßstoff wie Stevia) und Tee ein. Wann sollten Sie mit dem Fasten anfangen und für wie lange? Es hängt von Ihnen ab, aber die beste Zeit wäre, wenn es für Sie am wenigsten schwierig ist, zu fasten. Für die meisten Menschen ist ihre ideale Fastenzeit in der Nacht - es ist einfacher, im Schlaf zu fasten - bis zum späten Morgen. Für solche Menschen ist der späte Morgen normalerweise 6 Stunden nach dem Aufwachen. Wenn Sie die Art von Person sind, die die meiste Zeit sehr hektisch unterwegs ist, kann das Timing Ihres Essensfensters, so sein, dass es den stressigsten oder hektischsten Zeiten Ihrer Tage entspricht und Ihnen die notwendige Energie zur Verfügung stellt, wenn Sie sie es am meisten brauchen. Und wenn Sie Ihre Fastenzeit zu Ihren ruhigsten Zeiten planen, können Sie flexibel bleiben. Abgesehen von den Zeiten, in denen Sie essen dürfen und nicht essen dürfen, sollten Sie darauf achten, was Sie essen dürfen und was nicht. Insbesondere müssen Sie diejenigen Arten von Lebensmitteln berücksichtigen, die optimal für Ihre regelmäßigen Trainingseinheiten im Fitnessstudio sind. An den Tagen, an denen Sie ins Fitnessstudio gehen, brauchen Sie mehr Kohlenhydrate als Treibstoff und weniger Fettkalorien.

Aber an Tagen, an denen Sie nicht ins Fitnessstudio gehen, sind mehr fette Kalorien als Kohlenhydrate besser. Warum? Fettkalorien sind sättigender, daher Füllender, was dazu beitragen kann, dass Sie sich länger satt fühlen und Ihr Verlangen oder Hunger während Ihres Fastenzeitfensters reduzieren. Aber unabhängig davon, ob Sie ins Fitnessstudio gehen oder nicht, müssen Sie sicherstellen, dass Sie ausreichend Protein gegen Muskelabbau oder zum Muskelaufbau bereitstellen. Unabhängig von der Art der Kalorien, die Sie essen, ist es wichtig, ganze und unverarbeitete Lebensmittel zu essen. Ab und zu gibt es keine Nachteile für verarbeitete Produkte wie einen Ersatz-Shake oder einen Müsliriegel, vor allem, wenn Sie nach einer schnellen Lösung suchen.

Stellen Sie nur sicher, dass das Essen von verarbeiteten Lebensmitteln die Ausnahme und nicht die Norm ist. Wie bei allen guten Dingen hat dieses Protokoll seine eigenen Vor- und Nachteile. Lassen Sie uns zuerst über den Vorteil sprechen, der da ist, dass es keine Aufregung über die Häufigkeit von Mahlzeiten geben wird. Ob Sie alles in einer Mahlzeit oder in 20 Mahlzeiten essen, spielt keine Rolle, solange Sie nur in Ihrem vorgesehenen Essensfenster essen. Für viele Menschen ist der Spielraum, wie oft sie an einem bestimmten Tag essen dürfen, ein großer Segen, der es ihnen erlaubt, das intermittierendem Fasten durchzuführen.

Kapitel 3: Das Eat-Stop-Eat-Protokoll

Dieses intermittierende Fastenprotokoll wurde von einem Mann namens Brad Pilon erstellt. Wenn Sie die Art von Person sind, die bereits richtig und gesund isst, dann könnte dies das Protokoll für Sie sein. Im Vergleich zu einigen der relativ extremen Ernährungsprotokolle war das Eat-Stop-Eat-Protokoll hauptsächlich auf Mäßigung ausgerichtet. Was meine ich damit? Hier kann man so ziemlich alles essen, was man mag, solange man nur moderate Mengen davon isst. Also, wenn Sie ein Stück Pizza essen wollen, dann machen Sie das! Stellen Sie nur sicher, dass es nur bei einem Stück bleibt und Sie den Rest nicht essen.

Wie es funktioniert

Bei der Eat-Stop-Eat-Methode müssen Sie nicht jeden Tag fasten. Sie müssen es höchstens zweimal wöchentlich für jeweils 24 Stunden tun. Und während dieser 24-Stunden-Fastenzeiten dürfen Sie nichts essen, aber Sie können frei jedes Getränk trinken, solange es keine Kalorien hat, z. B. Wasser und grünen Tee. Wenn Ihre Fastenzeit vorbei ist, kehren Sie einfach zu Ihrem üblichen Essprogramm zurück. Sie haben auch die Freiheit, das Timing Ihres wöchentlichen Fastens zu wählen. Das bedeutet, dass Sie Ihre Fast- oder Fastenzeiten an Tagen planen können, an denen Sie am wenigsten Schwierigkeiten haben, 24 Stunden lang zu fasten. Für manche Leute sind es die Wochenenden, während für andere die am arbeitsintensivsten Tage sind, sodass sie kaum merken, dass sie hungrig sind. Es liegt wirklich an Ihnen. Wie bereits erwähnt, geht es bei diesem Protokoll nur um Moderation. Als solches zielt es darauf ab, Ihren Kalorienverbrauch zu reduzieren, indem Sie Ihre Mahlzeithäufigkeit für die ganze Woche reduzieren und z. B. 1 oder 2 Tage pro Woche nicht zu essen. Auf diese Weise reduzieren Sie versehentlich Ihre wöchentliche Kalorienzufuhr auf dem Weg zum Fettabbau. Regelmäßige Bewegung ist ein weiterer wichtiger Teil dieses Protokolls. Gewichtheben oder Krafttraining ist das Beste, was Sie tun können. Warum? Durch das Training minimieren Sie den Muskelabbau und verstärken den Fettabbau. Und wie ich bereits erwähnt habe, ist Muskelmasse einer der wichtigsten Faktoren, die bestimmen, wie viel Kalorien Ihr Körper regelmäßig verbrennen kann und wie viel Körperfett Sie während einer Diät verlieren können.

Vor- und Nachteile

Wenn es um das Eat-Stop-Eat-Protokoll geht, ist sein größter Vorteil Flexibilität. Warum? Dies liegt daran, dass Sie mit diesem Protokoll klein anfangen und zunächst kleine, dann aber immer größere Schritte in Richtung vollständige Implementierung unternehmen können. Sie können so lange wie möglich während des ersten oder zweiten Tages fasten und die Dauer Ihres Fastens allmählich erhöhen, während Ihr Körper entsprechend reagiert. Brad Pilon - der Urheber und Hauptbefürworter des Protokolls - tritt dafür ein, dass Sie das Protokoll an dem möglicherweise aktivsten Tag Ihrer Woche oder an einem Tag, an dem Sie keine sozialen Verpflichtungen eingehen müssen (Minimierung der Versuchung zu essen), durchführen. Wenn Sie das Protokoll an einem Tag beginnen, der durch mindestens eine der beiden Bedingungen gekennzeichnet ist, können Sie möglicherweise Ihre Gedanken zu sehr darauf konzentrieren, sich des Essens (oder dessen Fehlens) bewusst zu sein, die Versuchung zu minimieren, Ihr Fasten zu früh zu brechen , oder beides. Ein weiterer wichtiger Vorteil des Protokolls ist, dass es weder verbotene Nahrungsmittel noch die Pflicht gibt, Ihre Kalorien zu beobachten. Die Tatsache, dass Sie nicht streng überwachen müssen, was und wie viel Sie essen, macht es wesentlich weniger schwierig, dieses Protokoll im Vergleich zu vielen anderen intermittierenden Fastenmethoden zu implementieren. Dennoch ist es wichtig zu bedenken, dass dieses Protokoll kein Freifahrtschein ist, jeden Tag zu schlingen, als wäre es das Ende der Welt. Der Schlüssel - wie bei allem anderen auch - ist die Moderation. Essen Sie alles, was Sie wollen, aber denken Sie daran, es nicht zu übertreiben. Was die Nachteile anbelangt, ist der einzige, der dem Eat-Stop-Eat-Protokoll zugeordnet ist, die Dauer des Fastens, die mindestens 24 Stunden beträgt. Ein- oder zweimal pro Woche 24 Stunden ohne Nahrung, können für die meisten Menschen immer noch eine große Herausforderung sein, besonders in den ersten Wochen der Umsetzung des Protokolls, wo Nebenwirkungen auftreten können. Dazu können Gereiztheit, Kopfschmerzen, Müdigkeit oder Angstzustände gehören, die nach den ersten Wochen allmählich verschwinden. Wenn Sie sich dafür entscheiden, dieses Protokoll zu implementieren, sollten Sie wissen, dass das 24-Stunden-Fasten sehr anspruchsvoll ist, auch wenn Sie Ihre Fastenzeit langsam erhöhen. Daher kann die Versuchung sehr stark sein, jedes Mal, wenn Sie das Fasten brechen, zu essen. Hier müssen stark bleiben und sicherstellen, dass Sie mäßig essen, wenn Sie Ihr Fasten unter diesem Protokoll brechen.

Kapitel 4: Das Protokoll der Kriegerdiät

Wie der Name schon sagt, verlangt dieses Protokoll, dass Sie wie ein "Krieger" essen. Und was bedeutet es, wie ein Krieger zu essen? Der Autor des Protokolls, Ori Hofmekler, glaubt, dass Krieger aus der Antike täglich nur eine große Mahlzeit zu sich nahmen, nämlich das Abendessen. Für den Rest der 24 Stunden fasteten diese Krieger.

Wie es funktioniert

Diese Art der Ernährung ist sehr einfach erklärt - essen Sie eine große Mahlzeit am Tag und das am Abend. Das ist es. Sehr einfach, nicht wahr? Aber warum sollten Sie Ihre große Mahlzeit am Abend planen, was im Gegensatz zu dem steht, was viele konventionelle Ernährungsexperten sagen? Denn nach Hofmekler sind Menschen durch genetische Gestaltung

Nachtfresser. Angesichts dieser besonderen genetischen Veranlagung macht es nur Sinn, Ihre eine große Mahlzeit am Abend zu planen, damit Sie Ihren Körper optimal mit allen Nährstoffen versorgen können, die er benötigt. Hofmekler erklärt, dass der Grund dafür darin besteht, dass das parasympathische Nervensystem in der Lage ist, dem Körper zu helfen, sich zu entspannen, Nahrung zu verdauen, sich zu erholen und zu beruhigen, was für eine maximale Reparatur und Wachstum der Zellen förderlich ist. Darüber hinaus behauptet Hofmekler, dass das Essen nur einer großen Mahlzeit am Abend auch helfen kann, wichtige Hormone zu produzieren und folglich mehr Körperfett während des Tages zu verbrennen. Und wenn Sie dies tun, müssen Sie auch die Reihenfolge berücksichtigen, in der Sie bestimmte Arten von Lebensmitteln während Ihres 4-stündigen Essensfensters essen. Er empfiehlt, dass Sie zuerst Ihr Gemüse, Proteine als nächstes und Fette als letztes essen. Und wenn Sie trotz Ihrer einzigen großen Mahlzeit immer noch hungrig sind, können Sie mehr Kohlenhydrate essen. Aus der Perspektive des Krieger-Diät-Protokolls geht es beim Fasten darum, unter dem Durchschnitt zu hungern. Dies kann Ihnen dabei helfen, Ihre Energie zu steigern, die Fettverbrennung zu optimieren und die mentale Wachheit während des Fastens zu erhöhen, indem Sie die Flucht- oder Kampfreaktion Ihres sympathischen Nervensystems erhöhen oder verstärken.

Vor- und Nachteile

Der Hauptvorteil des Krieger-Diät-Protokolls ist, dass es technisch gesehen nicht aufwendig ist, da es Ihnen erlaubt, während Ihrer täglichen 20-stündigen Fastenzeit kleine Portionen von rohem Gemüse, Früchte, Proteine und Säfte zu essen. Dies kann es für Sie viel einfacher machen, es konsequent zu implementieren und langfristig dabei zu bleiben. Andere berichteten von signifikante Verbesserungen des Energieniveaus und der Fähigkeit, Körperfett zu verbrennen. Da Sie auf Gemüse, mageres Eiweiß und gutes Nahrungsfett beschränkt sind und Sie nur abends essen können, kann es schwierig sein, an den meisten gesellschaftlichen Veranstaltungen teilzunehmen, während Sie die strikte Durchführung des Protokolls einhalten. Ein weiterer potenzieller Nachteil, besonders am Anfang, ist die Schwierigkeit, in einer Mahlzeit fast alle Ihre täglichen kalorischen Bedürfnisse am Abend zu essen. Dies kann ausgeprägter sein, wenn man bedenkt, dass die meisten Menschen daran gewöhnt sind, den größten Teil ihres täglichen Nahrungsbedarfs während des Tages zu essen. Aber mit der Zeit kann dies weniger herausfordernd sein, wenn Sie sich allmählich an das abendliche Essen gewöhnen.

Kapitel 5: Das Alternate-Day –Protokoll

Dieses Protokoll wurde von Dr. James Johnson erstellt. Im Vergleich zu den anderen intermittierenden Fastenprotokollen kann die Alternate-Day-Diät als eines der einfacheren zu implementierenden Protokolle angesehen werden. Bei diesem Protokoll fasten Sie an jeden zweiten Tag. Z. B essen Sie an Ihren Fastentagen sehr wenig und die Tage dazwischen normal.

Wie es funktioniert

Doch was bedeutet sehr wenig essen? Denn wir müssen ehrlich sein, der Begriff bedeutet für verschiedene Menschen unterschiedliche Dinge. Für einen Shaquille O'Neal, der 7 Fuß 1 Zoll groß ist und 324 Pfund wiegt, kann der Begriff "sehr wenig" bereits als Buffet für Jesaja Thomas betrachtet werden, der nur 5 Fuß 9 Zoll steht und nur etwas über 185 Pfund wiegt. Für die Zwecke dieses Protokolls bedeutet "sehr wenig", nur 20% Ihres täglichen Kalorienbedarfs oder -verbrauchs zu erhalten. Also, wenn Sie in der Regel 2.500 Kalorien pro Tag konsumieren, verbrauchen Sie nur 500 Kalorien an Ihren Fastentagen. Der Einfachheit halber schlägt Dr. Johnson vor, an den Tagen, an denen Sie fasten, Mahlzeitenersatz-Shakes zu trinken. Solche

Shakes können über den ganzen Tag leicht konsumiert werden und sie können eine Menge Nährstoffe erhalten. Aber Dr. Johnson empfiehlt es, nicht zu Gewohnheit zu machen. Er sagt, dass man nach den ersten zwei Wochen, nachdem man das Protokoll begonnen hat, in den Fastenzeiten wieder echte Vollwertkost essen sollte. Und denken Sie daran, wie wir über das regelmäßige Gewichtheben als Teil der Krieger Diät Protokoll erwähnt haben. Gewichtheben ist auch ein wichtiger Teil des Alternate Day-Protokolls. Aus diesem Grund ist die beste Zeit, um Ihr Training zu planen, an den Tagen, an denen Sie nicht fasten. Dies wird Ihnen helfen, Ihre Workouts maximal zu trainieren und das Beste daraus zu machen.

Vor- und Nachteile

Das Alternate-Day-Protokoll ist eines, das hauptsächlich darauf ausgerichtet ist, Ihnen zu helfen, die gesunde Art des Gewichts zu verlieren, das Körperfett. Wenn Sie in Bezug auf Gewicht mehr Körperfett als Wasser oder Muskelmasse verlieren, werden Sie nicht nur fit aussehen, sondern sich auch fit fühlen. Sie werden auch viel gesünder sein. Basierend auf Dr. Johnsons Website können Sie bis zu einem Kilo pro Woche verlieren, was von den meisten Gesundheits- und Fitness-Experten als sicheres Gewichtsverlust-Tempo angesehen wird.

Ein weiterer Vorteil dieses Protokolls ist seine relative Einfachheit. Keine Kalorien zählen oder aufpassen müssen, was Sie essen. Es ist eine Belastung weniger für Ihren Geist. Aber seine relative Einfachheit kann auch ein Nachteil darin sein, dass Sie Ihre Kalorien jeden zweiten Tag auf nur 20 % Ihres üblichen Kalorienbedarfs reduzieren, was zu viel sein kann, wenn Sie nicht daran gewöhnt sind, zu fasten.Während es einfach sein kann, praktisch jeden Tag den ganzen Tag nichts zu essen, ist es für manche nicht die einfachste Sache auf der Welt. Außerdem ist das Risiko höher, eine Essattacke an den normalen Tagen zu bekommen.

Kapitel 6: Das Fat-Loss-Forever-Protokoll

Dieses intermittierende Fastenprotokoll wurde von Dan Go und John Romaniello entwickelt. In diesem Protokoll wird das Beste es aus den Protokollen Lean Gains, Eat-Stop-Eat und Warrior Diät zu einem vereint. Betrachten Sie es als eine Packung 3-in-1-Kaffee, nur, dass es intermittierendes Fasten ist. Zwei seiner Hauptmerkmale sind eine push-und-pull-Beziehung oder auch Himmel und Hölle. Einen Tag lang in der Woche können Sie Cheat-Mahlzeiten (Himmel) zu sich nehmen, gefolgt von einem 36-Stunden-Fasten (Hölle). Die 5 anderen Tage werden dann nach Ihren Wünschen auf die 3 verschiedenen Protokolle aufgeteilt. Die Ersteller des Protokolls schlägt vor, dass Sie Ihre längste Fastenzeit an den Tagen planen, an denen Sie am meisten aktiv sind. Warum? So ist Ihr Geist zu beschäftigt, um über den Hunger nachzudenken oder ihn zu bemerken, der sich in Ihren Magen zusammenbraut. Sie können den Plan des Protokolls auf der Website von Dan und John kaufen und kostenlose Trainingsprogramme (Übungen mit Körpergewicht und freiem Gewicht) erhalten, die Ihnen dabei helfen können, das Beste aus Ihren Bemühungen um gesunden Gewichtsverlust (Fettabbau) herauszuholen.

Vor- und Nachteile

Sein wichtigstes Pro ist, dass der 7-tägige Zyklus für das Fasten Ihren Körper an das Fasten gewöhnen lässt und so eine Struktur bekommt. Als Ergebnis können Sie die Fettverbrennung und Muskelaufbauergebnisse des Protokolls und Ihres Trainingsprogramms maximieren. Mit dem Fat-Loss-Forever-Protokoll können Sie schnell strukturiert, kontrolliert und effektiv fasten. Sein Nachteil? Nun, es ist ähnlich wie bei anderen Protokollen, dass nach dem längsten Fasten der Woche, also 36 Stunden, die Versuchung, im Vergleich zu den anderen Protokollen eine Essattacke zu bekommen, sehr hoch ist, da man länger fastet. Ein weiterer potenzieller Nachteil des Protokolls - zumindest auf den ersten Blick - ist, dass es sehr verwirrend oder schwierig sein kann, es streng zu befolgen. Warum? Es ist wegen seiner strengen aber sehr unterschiedlichen Zeitpläne während des 7-Tage-Zyklus. Denken Sie daran, dass Sie fünf Tage lang die drei oben erwähnten Protokolle durchführen werden, die Sie daran hindern, einen Rhythmus oder ein Muster festzulegen. Aber wenn Sie mit dem Protokoll so fortfahren, werden Sie sich irgendwann daran gewöhnen.

Kapitel 7: Das 5:2-Diätprotokoll

Das 5: 2-Protokoll, das auch als Fast Diät bezeichnet wird, ist heutzutage eines der beliebtesten, wenn nicht sogar das beliebteste der intermittierenden Fastenprotokolle.

Wie es funktioniert

Bei diesem Protokoll vom britischen Journalisten und Doktor Michael Mosley wird 2 Tage in der Woche gefastet und an den anderen 5 Tagen nicht. Jetzt fragen Sie sich vielleicht, funktioniert die Eat-Stop-Eat-Methode nicht genau so?

Oberflächlich betrachtet scheint es so. Aber eigentlich ist dem nicht so. Zum einen können Sie nur einen Tag während der Woche mit dem Eat-Stop-Eat-Protokoll fasten, während Sie unter dem 5: 2-Protokoll zwei Tage lang fasten. Ein weiterer wichtiger Unterschied ist, dass Sie während der 2 Fastentage unter dem 5: 2-Protokoll essen können, während Sie bei der Eat-Stop-Eat-Methode nur kalorienfreie Getränke während des Fastens genießen dürfen. Wenn man von Kalorien spricht, darf man als Frau insgesamt 500 Kalorien konsumieren und 600 Kalorien, wenn man ein Mann ist. Es gibt keine "Regeln", Sie dürfen essen, was Sie wollen und wann Sie wollen.

Zum Beispiel:

- Drei (3) Mini-Mahlzeiten, eins jeweils beim Frühstück, Mittag- und Abendessen
- Zwei (2) kleinere Mahlzeiten, normalerweise zum Mittag- und Abendessen. Denken Sie daran, dass die einzige Regel hier ist, die Kalorienaufnahme an den Fastentagen auf maximal 600 und 500 Kalorien zu begrenzen, wenn Sie ein Mann oder eine Frau sind. Daher sollten Sie Ihre Kalorien sinnvoll über den Tag hinweg verteilen. Während es unter diesem Protokoll keine "richtigen" oder "falschen" Nahrungsmittel gibt, gibt es weise und unkluge Entscheidungen.

Nahrungsmittel, die reich an Ballaststoffen und Protein sind, sind in der Regel weise Entscheidungen, da diese Ihnen helfen, sich länger satt zu fühlen und Hungerattacken deutlich reduzieren können. Im Gegenzug können diese Ihnen helfen, Ihre Kalorien innerhalb des Tageslimits zu halten. Eine andere weise Nahrungsmittelwahl sind Suppen, die von den vollständigen Nahrungsmittelbestandteilen gemacht werden. Damit sind nicht Instant-Suppen gemeint. Sie sind weder gut für Ihre Gesundheit noch für Ihre Taille. Die einzige andere Regel, die Sie im Rahmen dieses Protokolls befolgen müssen, ist, sicherzustellen, dass mindestens 1 normaler Ess-Tag zwischen Ihren 2 Tagen Fastens liegt. Viele Menschen, die dieses Protokoll befolgen, planen ihre Fastenzeit jeden Montag und Donnerstag, essen 3 kleine Mahlzeiten an jedem dieser Tage und essen dann normal für die verbleibenden Tage. Apropos normales Essen, bitte verwechseln Sie es nicht mit „essen Sie so viel, wie Sie können". Essen Sie die gleiche Menge, wie Sie es normalerweise tun würden, wenn Sie nicht fasten.

Vor- und Nachteile

Einer der Vorteile dieses Protokolls ist, dass es sich nicht wirklich wie eine Diät anfühlt, weil es eher ein Essmuster als eine "Diät" ist. Sie bekommen an den Fastentagen nicht nur kleine Portionen zu essen, sondern es sind auch nur 2 Tage pro Woche, Sie haben auch keine Einschränkungen hinsichtlich der Art der Nahrung. Daher ist es für viele Menschen einfacher, dieses Protokoll durchzuführen, als die meisten anderen intermittierenden Fasten-Protokolle oder Gewichtsverlust Diäten. Der einzige Nachteil dieses Protokolls aus meiner Sicht ist, dass Sie nicht so viel Gewicht verlieren werden wie bei den anderen Protokollen, da es in Bezug auf Kalorienverbrauch milder ist. Ihre Fastentage sind eher Tage mit "schwerer Kalorieneinschränkung" als Tage ohne Essen. Aber wenn Sie der Meinung sind, dass Sie nicht ambitioniert genug sind, um bei den anderen härteren Protokollen mehr Gewicht zu verlieren, ist es in Ordnung. Jedem das Seine und wenn dieses Protokoll am besten zu Ihnen passt, dann gehen Sie unbedingt darauf ein.

Kapitel 8: Das Spontan-Fasten-Protokoll

Das letzte Protokoll, das wir betrachten werden, ist das, was ich als intermittierendes Fasten Lite betrachten würde, weil es das einfachste aller Protokolle ist.

Wie es funktioniert

Wie der Name schon sagt, gibt es keine Regeln, wann Sie fasten werden. Fasten unter diesem Protokoll ist so ähnlich wie Filme auf Netflix anzuschauen. Hier müssen Sie sich nicht an eine bestimmte Struktur einhalten, um zeitweise fasten zu können. Überspringen Sie einfach hin und wieder die Mahlzeiten, besonders wenn Sie noch nicht hungrig sind oder so viel zu tun haben, dass Sie es sich nicht leisten können, zu essen. Stellen Sie nur sicher, dass Sie nahrhafte und gesunde Mahlzeiten essen, wenn Sie sich entscheiden, zu essen. Kurz gesagt, ist das spontane Fasten-Protokoll eine organischere Methode des Fastens mit

Unterbrechungen, indem es eine oder zwei Mahlzeiten täglich überspringt, wenn es Ihnen gerade passt.

Vor- und Nachteile

Offensichtlich ist hier der größte Vorteil der Mangel an Struktur. Sie können Ihre Mahlzeiten zu den günstigsten Zeiten des Tages überspringen und es gibt keine verbotenen Lebensmittel. Daher gibt es wirklich keinen Grund dafür, dass Sie nicht mit Unterbrechungen fasten könnten, außer einem: Sie wollen es nicht wirklich machen. Doch sein größter Vorteil kann auch sein größter Nachteil sein. Einige Menschen brauchen Struktur, um Dinge zu erledigen und wenn Sie solch eine Person sind, kann die fehlende Struktur dieser Diät es schwierig für Sie machen, es erfolgreich umzusetzen.

Ein weiterer Nachteil dieses intermittierenden Fastenprotokolls ist, dass es am einfachsten ist, wenn es am leichtesten ist, kann es auch nur die geringsten positiven Ergebnisse erzielen, insbesondere wenn es um gesunde Gewichtsabnahme geht. Eine gesunde Gewichtsabnahme funktioniert immer über eine Kalorienreduktion und in einem konsistenten Zustand von einem Kaloriendefizit, d. h. weniger Kalorien aufnehmen als verbraucht oder auch verbrannt werden.

Ein Protokoll, das nicht auf konsistentem Aufwand zur signifikanten Reduzierung von Kalorien basiert, ist eines, der Sie vor optimalem Gewichts- oder Fettverlust bewahrt. Entweder verlieren Sie wesentlich mehr Gewicht als bei anderen Protokollen oder Sie verlieren im Vergleich zu den anderen Protokollen signifikant weniger Gewicht für einen bestimmten Zeitraum. Dies ist der Kompromiss zwischen Zweckmäßigkeit und Ergebnissen.

Kapitel 9: Muskeln - Das Geheimnis, um Lean zu werden und zu bleiben

Wenn es um gesunden Gewichtsverlust (Körperfett) geht, ist die Ernährung oder die Diät nur ein Teil der Gleichung. Ein weiterer wichtiger Aspekt - vielleicht ein noch wichtiger - ist der Stoffwechsel oder die Rate, mit der Ihr Körper Kalorien oder Körperfett verbrennen kann. Je höher Ihr Stoffwechsel ist, desto mehr Kalorien oder Körperfett kann Ihr Körper verbrennen. So ist ein schneller Stoffwechsel gekoppelt mit Kalorienreduktion ein potenter Doppelschlag gegen Körperfett. Und wenn es um den Stoffwechsel geht, ist einer der wichtigsten Faktoren, die es beeinflussen, die Menge an Muskelmasse, die Ihr Körper hat. Warum ist das so? Von all Ihren Körperzellen sind Muskeln die metabolisch aktivsten, sie benötigen für die normale Funktion die meisten Kalorien. Daraus folgt, dass, je mehr Muskelmasse Sie haben, desto schneller Ihr Stoffwechsel sein kann und folglich verlangsamt sich der Stoffwechsel, wenn Ihre Muskelmasse reduziert ist. Wenn es darum geht, die Muskelmasse während des Fastens zu erhalten oder sogar zu erhöhen, gibt es viele "leidenschaftliche" Diskussionen. Viele, die den konventionellen Standpunkt vertreten, sagen, dass eine starke kalorische Restriktion - wie es beim Fasten der Fall ist - zum Muskelabbau und damit zum Muskelabbau führt. Aber wie wahr sind Aussagen wie diese? Um diese Frage zu beantworten, müssen wir zwei Dinge berücksichtigen. Erstens die Art der Kalorien, die Sie verbrauchen. Das zweite ist der Zeitpunkt des Verbrauchs. Die folgenden praktischen Tipps helfen Ihnen, diese zwei Faktoren so zu behandeln, dass Sie die Muskelmasse auch während des Fastens halten oder sogar erhöhen können.

Frühstück

Ob als Mittel, um Ihr Fasten zu brechen oder als einen Weg, um es zu beginnen, zielen Sie darauf ab, etwas am Morgen nach Ihren gewählten Fastenzeitplan zu essen. Wenn Sie sich entscheiden, nachts zu fasten, dann brechen Sie Ihr Fasten am Tag mit einem - entschuldigen Sie das Wortspiel - kleinen Frühstück, um Ihren Tag auf einer energischen Note zu starten. Wenn Sie sich entscheiden, während des Tages zu fasten, tun Sie dasselbe, d. h., essen Sie ein kleines Frühstück kurz bevor Ihre Fastenzeit beginnt, um auch hier den Tag etwas energetisiert zu beginnen. Aber in Anbetracht dessen, dass Sie einen optimalen Stoffwechsel durch Muskelmasse erhalten möchten, muss der Aufbau oder die Aufrechterhaltung der Muskelmasse Ihr Hauptaugenmerk oder Ihre Priorität sein. Und ob Sie sich dafür entscheiden, tagsüber oder während der ganzen Nacht zu fasten, ein guter Weg, um Ihre Muskeln gut genährt und vorbereitet für Wachstum oder Pflege zu halten, besteht darin, etwas zu essen, sobald Sie aufwachen.

Also, was ist das beste Essen am Morgen für optimale Muskelerhaltung oder Wachstum? So viel wie möglich zu essen, nehmen Sie dafür Proteine, die langsam zu verdauen sind wie Käse, rotes Fleisch und Eier. Warum? Nicht nur, dass Sie sich länger gesättigt fühlen, versorgen Sie Ihre Muskeln mit den wichtigsten Bausteinen für Wachstum oder Erhaltung - Protein. Und abgesehen von Protein profitieren Sie auch davon, Kohlenhydrate zu sich zu nehmen, da dies Ihre mentale und körperliche Leistungsfähigkeit während des Tages unterstützen kann. Wenn es um das Timing Ihrer Fastenzeit geht, gibt es nur einen signifikanten Unterschied, nämlich die Möglichkeit, Ihren Kalorienverbrauch zu verteilen. Wenn Sie am Abend fasten, können Sie Ihren Kalorienverbrauch über den gesamten Bereich Ihres Essensfensters verteilen, weil Sie wach sind. Wenn Sie sich dafür entscheiden, tagsüber zu fasten, können Sie Ihre Gesamtkalorien für den 24-Stunden-Zeitraum nur in einer großen Mahlzeit am Abend essen. Es sei denn, Sie möchten mitten in der Nacht aufwachen, um Ihren täglichen Kalorienverbrauch über mehrere Mahlzeiten zu verteilen.

Planen Sie Ihre Workouts später am Tag

Bevor Sie die Gewichte stemmen oder Körpergewichtsübungen wie Plyometrics oder Calisthenics durchführen, ist es von größter Bedeutung, dass Sie in der Lage sind, eine signifikante Menge an Kalorien zu sich zu nehmen, um Ihre Übungen gut auszuführen und vor Erschöpfung nicht ohnmächtig zu werden. Und wenn Sie dann später am Tag in die Sporthalle gehen oder Calisthenics oder Plyometrics machen, können Sie dies tun, unabhängig davon, ob Sie sich für den Tag oder die Nacht entscheiden. Wenn Sie tagsüber Fasten, das spät am Nachmittag oder am frühen Abend beendet, sagen wir um 18 Uhr, wird es Ihnen gut tun, Ihre Trainingseinheiten später am Abend zu planen, nachdem Sie die Chance bekommen haben, etwas zu essen. Abgesehen von genug Energie, Training später am Abend erhöht Ihre Chancen auf die Maschinen, auf die Sie Lust haben, weil die meisten Menschen mit ihren Workouts durch sind, und Sie weniger Konkurrenz für die Fitnessgeräte haben. Wenn Sie nachts fasten, ist es am besten, spät am Nachmittag oder am frühen Abend zu trainieren. Wenn Sie also um 5 oder 6 Uhr nachmittags fasten, ist Ihre beste Trainingszeit um 16 bzw. 17 Uhr. Dies gibt Ihnen die Möglichkeit, Ihre letzten Kalorien vor und unmittelbar nach Ihrem Training kurz vor Beginn Ihrer Fastenzeit einzunehmen. Sie können sich denken, warum Sie nicht mitten am Tag trainieren sollten? Es ist keine gute Idee, besonders wenn Sie tagsüber fasten, weil Sie nicht die Möglichkeit haben, genug Kalorien für ein sinnvolles Training zu bekommen. Wenn Sie morgens trainieren, wird es zu mühsam sein, besonders wenn Sie einen Tagesjob haben.

Nach dem Training essen

Schließlich sollten Sie Ihr Bestes tun, um den Verzehr des Großteils Ihrer täglichen Kalorien unmittelbar nach Ihrem Training zu planen. Warum? Es ist aufgrund dessen, was als das 2-Stunden-goldene Post-Workout-Fenster bezeichnet wird oder auch Anaboles Zeitfenster, in dem die Fähigkeit Ihres Körpers, sich zu erholen und Muskeln aufzubauen, durch unmittelbare Nährstoffe nach dem Training maximiert werden kann. Und noch wichtiger ist, dass die Chancen des Körpers, all diese zusätzlichen Kalorien aus den Mahlzeiten nach dem Training zu speichern, in diesem goldenen Fenster am niedrigsten sind, weil Ihr Körper, insbesondere Ihre Muskeln, all das Protein zum Wiederaufbau und all die Kohlenhydrate, die es bekommen kann, benötigt um seine Glykogenspeicher schnell wieder aufzufüllen, also ist der Primärbrennstoff. Und zu viel zu essen, bevor Sie trainieren, erhöht Ihre Chancen, sich während des Trainings lethargisch und träge zu fühlen.

Kapitel 10: Praktische Tipps für den intermittierenden Fasten-Erfolg

Machen Sie keinen Fehler, intermittierendes Fasten ist eine der effektivsten Methoden, um in die beste Form Ihres Lebens zu kommen und Ihre Gesundheit zu verbessern. Es ist jedoch nicht etwas, das für jeden funktioniert. Kein One-Size-Works-For-All-Ding. Für manche Menschen kann intermittierendes Fasten sogar gesundheitsschädlich sein, wenn sie vorbestehende chronische Krankheiten, medizinische Probleme oder spezielle Ernährungs-bedürfnisse haben. Wenn Sie einer von ihnen sind, sollten Sie zuerst Ihren Arzt konsultieren, um zu sehen, ob intermittierendes Fasten nicht schädlich für Sie sein wird, wenn Sie an Ihrem Gesundheitszustand oder besonderen Ernährungs-bedürfnissen leiden. Unter der Annahme, dass Sie im Allgemeinen gesund sind und keine besonderen Ernährungsbedürfnisse haben, müssen Sie sehr empfindlich auf die Signale reagieren, die Ihr Körper geben kann, wenn Sie sich dafür entscheiden, mit Unterbrechungen zu fasten. Sie müssen in der Lage sein, zu spüren, ob es Ihrem Körper gut dabei geht, um Hilfe zu rufen und angemessene medizinische Hilfe zu bekommen, oder wenn er sich gerade darüber beschwert, wie unangenehm intermittierendes Fasten in den ersten Wochen ist. Die meisten Leute betrachten intermittierendes Fasten nicht als "normal" und deswegen wird es wirklich einige Zeit brauchen, um sich an den Lebensstil anzupassen. Und für Frauen können die schwankenden Hormonspiegel es schwieriger machen, mit einem intermittierenden Fasten-protokoll zu beginnen und zu bleiben als für Männer. Wenn es um intermittierendes Fasten geht, sollten Sie vorsichtiger sein, indem Sie am Anfang vorsichtig sind und allmählich von kurzen Fastenzeiten zu viel längeren Zeiten übergehen. Wenn Sie sich trotz Ihrer besten Bemühungen und einige Wochen in dem Lebensstil immer noch sehr unangenehm fühlen, ist es keine Schande zu akzeptieren, dass intermittierendes Fasten nichts für Sie ist und dass andere Ernährungsansätze Ihr Ding sein können. Um Ihre Chancen auf einen erfolgreichen Wechsel auf den intermittierenden Fasten-Lebensstil zu maximieren, sollten Sie die folgenden praktischen Tipps für den Beginn des Lebensstils beachten.

Wasser

Während Sie sich in einer Phase des Fastens befinden, ist eines der wichtigsten - wenn nicht das Wichtigste - das Wasser, das Sie benötigen. Leider sind viele Menschen, die in dem intermittierenden Fasten-Lebensstil sind, häufig dehydriert. Und es ist schlecht für Sie, wenn Sie während eines intermittierenden Fastenprotokolls häufig dehydriert sind. Warum? Ihr Körper besteht hauptsächlich aus Wasser. Ja, bis zu 70 % Ihres Körpers bestehen aus dem Zeug und als solches können substantielle Tropfen in Ihren Körperflüssigkeiten subtile aber wesentliche Auswirkungen auf Ihre Zellen und Nerven haben, die eine optimale mentale und physische Leistungsfähigkeit behindern können. Chronische Dehydration kann auch unter anderem für anfällig für Schwindel, Verstopfung, trockene Haut und Müdigkeit sein. Und wenn Sie fasten, sollten Sie reines Wasser für die Hydration trinken, weil alles andere hohe Mengen an Zucker und versteckten Kalorien enthalten kann, auch wenn die Etiketten "zuckerfrei" oder "null Kalorien" sagen. Ein weiterer Grund, warum Sie genug Wasser für gesunde Gewichtsabnahme trinken müssen, während Sie fasten, unabhängig von Ihrem gewählten

Protokoll, ist, dass es Ihnen hilft, sich länger voll zu fühlen. Deshalb ist es auch während der Nacht wichtig, dass Sie immer noch ein oder zwei Gläser Wasser trinken, besonders wenn Sie fasten. Es hilft Ihnen, Hungerschmerzen zu minimieren. Wie viel Wasser ist genug Wasser? Es ist am besten, mehr als 8 Gläser täglich trinken, da Sie mit Unterbrechungen fasten und, noch wichtiger, wenn Sie regelmäßig trainieren. Und stellen Sie sicher, dass Sie Ihr Wasser über mehrere Getränke verteilt den ganzen Tag und Nacht über zu sich nehmen, statt nur ein oder zwei Getränke. Glauben Sie mir, Ihren täglichen Wasserbedarf in nur einer oder zwei Portionen zu trinken kann sehr unangenehm sein, wenn Sie das regelmäßig zu tun. Während das Trinken von sehr kaltem Wasser sehr erfrischend ist, besonders an heißen Tagen oder Nächten, ist es besser, wenn Sie Zimmertemperatur oder leicht kaltes Wasser trinken. Warum? Weil sehr kaltes Wasser Kontraktion in Ihren Blutgefäßen anregen und Verdauungsstörungen verursachen kann. Die Lebensmittel, die Sie in Ihrem Essensfenster essen, können sich ebenfalls auf Ihren Flüssigkeitshaushalt auswirken. Eines der Lebensmittel, die Sie minimieren oder ganz vermeiden sollten, sind scharfe, weil sie dazu neigen, Sie durstiger zu machen. Salz ist eine Zutat, die Sie deutlich durstiger als sonst machen kann, also halten Sie Ihren Verzehr von sehr salzigen Lebensmitteln auf ein Minimum. Und wenn Sie sehr salzige Nahrung essen, achten Sie darauf, Ihre Wasseraufnahme zu erhöhen, um den relativ starken Geschmack zu verringern. Sie können Ihre Chancen auf ausreichende Hydratation durch den Verzehr von Obst und Gemüse, die faserig und mit Wasser geladen sind, erhöhen. Nebenbei hilft es auch Ihnen, sich länger satt fühlen. Und wenn Sie ein oder zwei Gläser Fruchtsäfte genießen möchten, gehen Sie nicht auf kommerziell verfügbare, egal wie viele Hersteller behaupten, sie seien "ganz natürlich". Die Wahrheit ist, im Handel erhältliche Fruchtsäfte sind mit Zucker beladen, sodass die beste Art ist, frisch gepressten Fruchtsaft zu trinken. Auf diese Weise können Sie 100 % sicher sein, dass das, was Sie trinken, keinen übermäßigen Zucker oder andere schädliche Inhaltsstoffe enthält.

Planen Sie Ihre Fastenzeit

Das Timing Ihrer Fastenzeiten kann ein wichtiger Faktor sein, wenn es darum geht, intermittierendes Fasten lang genug zu machen, um seine Vorteile zu erfahren. Dies kann noch entscheidender sein, wenn Sie den Fettverlust durch regelmäßige Trainingseinheiten im Fitnessstudio maximieren möchten. Die meisten Menschen, die Fasten, haben Tagesjobs und andere große Aufgaben, um die sie sich kümmern müssen. Deshalb ist für Sie die Wahl des optimalen Zeitpunkts für ihre Fastenphasen von zentraler Bedeutung. Deshalb neigen die meisten Menschen dazu, ihre Fastenzeiten über den ganzen Abend und bis zum Morgen zu planen. Dadurch sind sie in der Lage, zu essen, wenn sie es am meisten brauchen, nämlich tagsüber, wenn der Energieverbrauch am niedrigsten ist. Wenn Sie also ernsthaft in Betracht ziehen, in den intermittierenden Fasten-Lebensstil einzutauchen, sollten Sie erwägen, Ihr Fasten am Abend zu bestimmen, wo das Risiko, Ihr Fasten vorzeitig zu brechen, am niedrigsten ist.

Krafttraining

Sie sollten unbedingt Gewichte heben, wenn Sie wirklich Körperfett verbrennen möchten, es wird Sie gesund und fit aussehen lassen. Deshalb empfehle ich Gewichtheben oder Widerstandsübungen, einschließlich Calisthenics und Plyometrics als die primäre Form der regelmäßigen Übung. Und wieder ist der Grund dafür, dass Widerstandsübungen oder Gewichtheben am besten für sowohl Fettverbrennung und Muskelaufbau sind. Ich habe Freunde gesehen, die nur ohne Sport abgenommen haben und wenn sie an Gewicht verloren haben, sahen sie aus, als würden sie ernsthaft krank sein. Während sie abnahmen, sahen sie nicht fit aus. Sie sahen schwach und gebrechlich aus, weil der größte Teil ihres Gewichtsverlusts Wasser und Schlimmeres war, Muskelmasse. Vergleichen wir es mit meinen Freunden und mir, die etwas an Gewicht verloren haben, aber überhaupt nicht fit aussahen.

Wie ist das möglich, obwohl ich nicht so viel "Gewicht" wie meine reinen Diät-Freunde verloren habe? Das lag daran, dass ich, während ich viel Körperfett verloren habe, auch gleichzeitig Muskelmasse aufgebaut habe. Deshalb sehe ich auch fitter und stärker aus, obwohl ich weniger Gewicht verloren haben. Und wenn es um Widerstands- oder Kraftübungen geht, denken Sie bitte nicht, dass Sie Kraftheber oder Bodybuilder sein müssen oder Ihr anstrengendes Training durchführen müssen. Diese Jungs und Mädels sind extrem und die Chancen stehen gut, dass Ihr Körper nicht damit umgehen kann. Alles, was Sie tun müssen, ist, grundlegende Compound-Lifts wie Kreuzheben, Bankdrücken und Kniebeugen mit genügend Gewicht durchzuführen. Machen Sie 3 Sätze von je 8 Wiederholungen für jede Gewichtheben-Übung für optimales Muskeltraining. Meine Empfehlung an dieser Stelle ist, nach HFT (Hoch Frequenz Training) zu trainieren. Wenn Sie keinen Zugang zu einem Fitnessstudio oder einer Reihe von Gewichten haben, können Sie stattdessen Körpergewichtsübungen wie Plyometrics und Calisthenics durchführen. Ihr Körper ist ein gutes Gewicht, mit dem Sie arbeiten können. Beginnen Sie mit der Anzahl der Wiederholungen, die Sie für jede Übung ausführen können, und bauen Sie nach und nach bis zu 12 Wiederholungen pro Satz auf, wobei mindestens 2 Sätze pro Übung erforderlich sind.

Kapitel 11: Top-Fehler, die zu vermeiden sind

Dinge richtig zu machen, ist nur die halbe Miete. Die andere Hälfte ist, die Fehler zu vermeiden, die Ihren Erfolg zunichtemachen können, insbesondere die entscheidenden. Und wenn es um intermittierendes Fasten für Gewichtsverlust, Gesundheit und Energie geht, ist es dasselbe. Deshalb werden wir in diesem letzten Kapitel die Top-Fehler diskutieren, die Sie davon abhalten können, bei zeitweiligem Fasten Erfolg zu haben und wie Sie diese vermeiden können.

Die falschen Lebensmittel essen

Viele Leute, die behaupten, die Richtlinien und Protokolle des intermittierenden Fastens treu erfüllt zu haben, haben aber nicht die entsprechenden Ergebnisse. Warum ist das so, wenn man bedenkt, dass sie Berichten zufolge an ihren Fasten- und Essensfenstern eingehalten haben? Wenn Sie sie fragen, was sie normalerweise während ihrer Essenszeit essen, würden Sie schockiert sein, ihre Antworten zu hören: Sie essen hauptsächlich verarbeitete und ungesunde Nahrungsmittel. Es gibt ein Sprichwort: Müll rein, Müll raus. Wenn es darum geht, in große Form und Gesundheit zu kommen, ist nichts anderes so wahr. Was Sie essen, wird letztendlich bestimmen, wie Sie aussehen und sich fühlen. Kein intermittierendes Fastenprotokoll wird jemals für Sie funktionieren, wenn Sie nur Mist essen. Ja, es gibt ein paar sehr talentierte Leute, die von diesem Fluch des Müll-Essen-Müll-Körpers ausgenommen scheinen. Und das sind die wenigen Ausnahmen von der Regel. Nehmen Sie also bitte nicht für eine Sekunde an, dass Sie einer von ihnen sind. Es sei denn, es gibt zwingende Beweise dafür, dass Sie es sind. Sie sollten sehr sorgfältig bei der Auswahl der Lebensmittel sein, die Sie regelmäßig essen, und Sie sollten Ihre Ernährung nicht dem Zufall überlassen. Wie sieht es also aus, gesund zu essen? Zum einen bedeutet gesundes Essen, dass hauptsächlich ganze oder "natürliche" Nahrungsmittel gegessen werden. Nahrungsmittel, die so nah wie möglich an ihrem ursprünglichen Zuständen sind. Je weiter ein Nahrungsmittel verarbeitet wird, je weiter es von seiner ursprünglichen Form entfernt ist, desto mehr ungesunde Bestandteile wurden hinzugefügt, von denen viele nicht nur Fett halten, sondern Sie auch auf lange Sicht krankmachen. Wie sehen ganze Nahrungsmittel aus? Gegrilltes Hähnchen, Steak und Schweinekoteletts sind natürliche oder Vollwertkost, da sie sich nicht von ihrer ursprünglichen Form verändert haben. Auf der anderen Seite sind Burger, Hotdogs und Chicken Nuggets einige der besten Beispiele für verarbeitete Lebensmittel, deren Verbrauch Sie für Gesundheits- und Fitnesszwecke minimieren müssen. Andere Beispiele für stark verarbeitete Lebensmittel sind

Bagels, Donuts, Kekse ... und die Liste geht weiter! Eine andere Art von Lebensmitteln, die Sie minimieren oder sogar ganz vermeiden müssen, sind mit Zucker gefüllte Speisen und Getränke. Nicht nur dass sie eine hohe Kaloriendichte haben, also eine Menge Kalorien für wenig Volumen, auch setzen Sie sich einem Risiko für langsamen Stoffwechsel und Diabetes aus. Halten Sie sich an reines Wasser, grünen Tee oder ungesüßten Kaffee für Getränke und Obst, Gemüse und braunen Reis für Kohlenhydrate statt.

So viel Freizeit

Es gibt ein Sprichwort, dass untätige Hände die Werkstatt des Teufels sind. In einem praktischen Sinn ist es wahr, denn wenn Sie so viel Zeit auf Ihren Händen haben, werden Sie dazu neigen, sie mit allem zu füllen, was in Reichweite ist. Weil die Menschen nicht dazu da sind, nichts zu tun - wir werden immer etwas suchen, um unsere Zeit zu füllen. Und oft ist der nächstliegende oder bequemste Weg, um freie Zeit zu füllen, durch sitzende Aktivitäten und Essen. Schlimmer noch, Schrott und verarbeitete Lebensmittel sind die bequemsten Arten.

Eine der besten Möglichkeiten, Ihre Risiken zu minimieren, um in diese Falle zu geraten, besteht darin, Ihr intermittierendes Fasten an einem Tag zu beginnen, von dem Sie annehmen, dass es sehr aktiv wird.Wenn Sie das tun, wird Ihr Geist zu sehr mit all den Dingen beschäftigt sein, die Sie tun müssen, bis zu dem Punkt, dass es sich nicht mehr der wesentlichen Veränderungen der Ernährung bewusst ist. Wenn Sie Ihre intermittierende Fastenreise an einem faulen Tag zu Hause beginnen, ist das Risiko, das Fasten vorzeitig am ersten Tag zu brechen, hoch, weil die meiste, wenn nicht die ganze Aufmerksamkeit auf nichts anderes als Ihren Hunger gerichtet ist.

Überdosierung von Stimulanzien

Beim Koffein wurde wissenschaftlich nachgewiesen, dass es hilft, die körperliche und geistige Leistungsfähigkeit zu optimieren, indem es unter anderem Ihre Herzfrequenz erhöht und Sie sich wach fühlen. Infolgedessen kann es Ihnen auch helfen, mehr Körperfett zu verbrennen, wenn Sie intermittierend fasten. Aber obwohl es eine großartige Sache sein kann, können alle guten oder großartigen Dinge schädlich sein, sobald sie übermäßig eingenommen werden. Eine Tasse oder zwei ungesüßten schwarzen Kaffee oder grünen Tee kann sehr hilfreich sein während des Tages, aber 3 oder mehr regelmäßig zu trinken, ist nicht sehr hilfreich. Aufgrund seiner säurehaltigen Natur kann das Trinken von übermäßigem Koffein dazu führen, dass Sie sich viel hungriger fühlen, als Sie wirklich sind, und es Ihnen wirklich schwermachen, auf Ihrem Fasten zu bleiben. Zu viel Koffein wird Ihnen auch Ihre Nachtruhe rauben, was noch wichtiger ist, wenn Sie mit Unterbrechungen fasten. Mangel an gutem Schlaf werden Sie fühlen, Sie werden sich schwach, träge und trübe während des Tages fühlen, was alles erheblich Ihr Risiko für Überkompensation erhöht - Sie haben es richtig geraten - Essen! Als gute allgemeine Richtlinie sollte Ihre letzte Tasse spätestens um 3 Uhr nachmittags sein. Das sollte Ihrem Körper genug Zeit geben, um das Koffein aus Ihrem System auszuspülen, damit Sie einen guten Schlaf bekommen.

Ziele setzen, die zu hoch sind

Eine andere Möglichkeit, dass Sie scheitern können, bevor Sie mit dem intermittierenden Fasten beginnen, besteht darin, sich unrealistische Ziele für Ihr Fasten zu setzen. Wenn Sie das tun, werden Sie scheitern. Wenn es darum geht, persönliche Ziele zu erreichen, sollten Sie kleinere, realistischere Ziele setzen, die sich auf Ihre wichtigsten konzentrieren. Aber diese Ziele müssen auch herausfordernd sein. Warum? Wenn sie nicht herausfordernd sind, bedeutet das für Sie nichts, und das bedeutet, dass Sie nicht ermutigt werden, nach den nächsthöheren Zielen zu streben. Wenn Sie kleinere, realistische und herausfordernde Ziele setzen, können Sie kleine, aber große Siege erleben, die Ihr Selbstvertrauen stärken, größere Ziele zu erreichen. Wie sieht das für intermittierendes Fasten aus? Anstatt zu versuchen, 16 Stunden geradeaus zu fasten, sollten Sie als erstes Ziel eine Hauptmahlzeit pro Tag überspringen, Mittag- oder Abendessen. Wenn das zu groß für Sie ist, versuchen Sie zuerst, Snacks zu überspringen, bevor Sie zu den Hauptmahlzeiten gehen. Auf diese Weise schocken Sie Ihren Körper nicht. Und indem Sie allmählich die Dauer Ihrer Fastenzeiten erhöhen, bauen Sie Ihre Kapazität und Ihr Selbstvertrauen auf, um für wesentlich längere Zeiträume zu fasten. Ein anderes Beispiel ist Gewichtsverlust. Wenn Sie insgesamt 25 Kilo verlieren müssen, machen Sie es nicht zu Ihrem Ziel, 25 Kilo sofort zu verlieren. Beginnen Sie mit Ihrem Ziel, 5 Kilo über 2 Monate zuerst zu verlieren. Sobald Sie das geschafft haben, zielen Sie auf die nächsten 5 Kilo, und so weiter, bis Sie schließlich 25 Kilo erreichen.

Angst vor dem leeren Magen

Die größte Angst vieler Diätetiker, besonders derer, die den intermittierenden Fasten-Lebensstil annehmen wollen, ist die Angst, hungrig zu sein, als wäre es das Kind des Teufels. Hunger ist nichts anderes als ein anderer Teil des normalen täglichen Lebens und im Gegensatz zu dem, was viele Ernährungs- und Fitness-Gurus predigen, führt intermittierendes Fasten nicht zu Muskelschwund oder -verlust, wenn es richtig gemacht wird. Sie werden auch nicht nach 24 Stunden Fasten vorzeitig sterben, wenn Sie nicht schon seit 30 Tagen fasten! Wie bereits in Kapitel 1 erwähnt, kann es sinnvoll sein, durch richtige intermittierende Fastenprotokolle gezielt hungrig zu werden, was sich sehr positiv auf die Gesundheit und die allgemeine Fitness auswirken kann. Wenn intermittierendes Fasten ein sicherer Weg ist, um Ihre Muskeln zu schrumpfen und vor Hunger zu sterben, warum spielt regelmäßiges oder intermittierendes Fasten eine große Rolle im

Leben von Millionen von Menschen auf der ganzen Welt, die immer noch am Leben, wach, aufmerksam und begeistert sind? Kontinuierlich hungrig nach exzessiven Zeiträumen ist ungesund oder sogar geradezu gefährlich. Aber das ist nicht das intermittierende Fasten. Das Wort "intermittierend" bedeutet unter anderem sporadisch, unregelmäßig oder sprunghaft. Mit anderen Worten, intermittierend impliziert etwas, das nicht kontinuierlich oder langanhaltend ist. Es ist eine Stop-and-Go-Sache. Wenn Sie mit Unterbrechungen hungern, werden Sie nicht bis zum äußersten Verhungern gehen.

Übervorsichtig sein

Es gibt ein wichtiges Prinzip in der Finanzierung - insbesondere Investitionen - das auch auf intermittierendes Fasten angewendet werden kann. Wenn Sie höhere Erträge oder Gewinne erzielen möchten, müssen Sie höhere Risiken oder mehr Volatilität eingehen. Und nach Herrn Hofmekler (erinnern Sie sich an den Ruhm der Warrior-Diät?) ist Volatilität Ihr bester Freund, wenn es um effektives intermittierendes Fasten geht. Um den ganzen technischen Hokuspokus zu schneiden, behauptet Hofmekler, dass die Nährstoffe, die Sie zu sich nehmen oder einnehmen, noch vorteilhafter oder kraftvoller werden, wenn Ihr Körper sie nicht regelmäßig bekommt. Wenn Sie mit intermittierendem Fasten beginnen, brechen Sie tatsächlich das vorhersagbare Nährstoffverbrauchsmuster ab, an das Ihr Körper praktisch Ihr ganzes Leben lang gewöhnt ist. Und mit dieser Unberechenbarkeit kommen größere Ergebnisse. Wenn man "Hunger" in einem negativen Licht betrachtet, kann man übermäßig vorsichtig sein und es um jeden Preis vermeiden. Aber wie bei vielen Investitionen müssen Sie mutigere und risikoreichere Schritte einleiten, wenn Sie größere Renditen erzielen möchten. In diesem Fall müssen Sie einige Ihrer persönlichen Mauern ablegen, die Sie davon abhalten können, sporadisch zielgerichtet Hunger zu stillen. Wenn Sie das Risiko eingehen, absichtlich hungrig zu werden, brechen Sie das voraussehbare Essensmuster Ihres Körpers und erhöhen dabei signifikant die Ernährungsvorteile, die es aus den Lebensmitteln, die Sie essen, erhält.

Viel Lärm um Timelines

Kein Zweifel - die Dauer Ihres Fastens und wie Sie sie zeitlich festlegen, sind wichtige Aspekte des intermittierenden Fastens. Aber das bedeutet nicht, dass Sie vom Timing besessen sein sollten, denn wenn Sie es tun, kann es Sie nur stressen und Ihre Chancen, Ihre Fitness- und Gesundheitsziele durch intermittierendes Fasten zu erreichen, negieren oder mindern. Sie sollten es ernst nehmen, keinen Zweifel, aber Sie sollten es nicht übertreiben. Sie müssen auch lernen, sich zu entspannen. Wie können Sie also sagen, ob Sie von Zeitachsen besessen sind? Wenn Sie leicht über Fälle gestresst sind, in denen Sie nicht in der Lage sind, zu Ihren "richtigen" Zeiten zu fasten oder zu essen, dann sind Sie es wahrscheinlich. Während Sie Ihr Bestes tun sollten, um zu Ihren festgesetzten Fasten- und Fastenzeiten zu bleiben, entgleisen Minuten nach Minuten Ihre Bemühungen nicht, Körperfett zu verlieren und große Gesundheit zu erreichen.

Betrachten einzelner Komponenten anstelle des Gesamtbildes

Das Wort Synergie impliziert, dass das Ganze größer ist als die Summe seiner Teile. Was bedeutet das für den Laien? Mit Synergie ist 5 plus 5 gleich 15! Ohne Synergie oder mit der einfachen arithmetischen Methode ist 5 plus 5 nur 10, was die Summe seiner Teile ist. Wenn es um intermittierendes Fasten geht, sind die vorteilhaften Ergebnisse auf die synergistischen Wechselwirkungen der verschiedenen Aspekte zurückzuführen. Intermittierendes Fasten funktioniert nicht pro Aspekt oder Komponente - sie arbeiten als Team. Es ist ein ganzheitliches

Unterfangen. Konzentrieren Sie sich auf nur eine oder zwei Komponenten, z. B. Fasten, Fütterung oder Hydratation, Sie werden nicht sehr weit kommen. Sie können nur sehr enttäuscht sein, wenn Sie Ihre Ziele Gewichtsverlust und Gesundheit nicht erreichen und folglich die ganze Sache vergraben. Wenn Sie also intermittierend fasten, denken Sie immer daran, dass es um die Synergie zwischen den wichtigen Komponenten Fastenzeiten, Essenszeiten, Essenszeit, Qualität des Essens, Flüssigkeitszufuhr, ausreichend Schlaf, regelmäßige Bewegung und die Einbeziehung wichtiger Praktiken geht. Wenn Sie sich das Gesamtbild ansehen, werden Sie weniger von jeder Komponente besessen sein und erhöhen Ihre Chancen, dass Sie sich an Ihr gewähltes Protokoll halten und Ihre Ziele für Gewichtsverlust und Gesundheit erreichen.

Eine "Diät"-Perspektive

Intermittierende Fastenpraxis ist nicht nur eine "Diät", sondern ein Lebensstil. Was das bedeutet ist, dass es nicht etwas ist, das Sie nur für ein paar Wochen oder Monate ausprobieren, bevor Sie zu Ihren vorherigen Essgewohnheiten zurückzukehren. Es ist eine Lebensweise. Wenn Sie es aus einer so kurzfristigen Perspektive betrachten, begehen Sie zwei weitere Fehler, die Ihre Bemühungen zur Erreichung Ihres gewünschten Körpergewichts und Ihrer Gesundheit sabotieren können. Der erste dieser Fehler ist, dass Sie bis zum Äußersten gehen können, wenn Sie von zeitweiligem Fasten besser sind und das führt zur Vernachlässigung anderer wichtiger Bereiche Ihres Lebens unter anderem wie z.B. Familie, Freunde und Arbeit. Dies kann dazu führen, dass Sie viele der größten Freuden des Lebens verpassen und wenn Sie dies tun, werden Sie eventuell intermittierendes Fasten dafür beschuldigen und es komplett aufgeben. Der zweite Fehler, den Sie begehen können, ist, indem Sie intermittierendes Fasten als eine Diät betrachten, statt eine gesunde Ernährung Lifestyle, und sie dadurch Essattacken bekommen, sobald Sie mit der Diät fertig sind. Und in den meisten Fällen neigen Menschen, die direkt nach einer erfolgreichen Diät essen, dazu, nicht nur das Gewicht, das sie verloren haben, wiederzugewinnen, sondern auch ihr früheres Gewicht zu erhöhen. Wenn Sie sich mit intermittierendem Fasten als Lebensstil beschäftigen, werden Sie unbeabsichtigt alle anderen wichtigen Aspekte eines gesunden Lebensstils berücksichtigen und Ihre Chancen erhöhen, nicht nur auf lange Sicht zu fasten, sondern auch Ihre Fitness- und Gesundheitsziele zu erreichen. Machen Sie kleine Schritte und bauen Sie sich allmählich ein Bezug auf das intermittierende Fasten Lebensstil. Dadurch erhöhen Sie Ihre Chancen, es erfolgreich in Ihren Lebensstil zu integrieren und es dort zu halten. Und natürlich erhöhen Sie Ihre Chancen auf die wichtigsten Vorteile - gesunde Gewichtsabnahme und gute Gesundheit. Hier ist Ihr Erfolg, mein Freund! Prost! Bitte hinterlassen Sie eine Rezension auf Amazon, wenn Sie dieses Buch hilfreich gefunden haben.!

Fazit

Wie Sie in diesem Buch erfahren haben, ist intermittierendes Fasten eine der besten Möglichkeiten, in eine gute Form und gute Gesundheit zu kommen. Sie lernten auch die verschiedenen Arten des Fastens mit Unterbrechungen - unter anderem Protokolle - und stellten fest, dass Sie unabhängig von Ihren persönlichen Umständen oder Ihrem Zeitplan diese als Teil Ihres gesamten Lebensstils integrieren können. Die einzige Ausnahme wäre, wenn Sie eine vorbestehende Erkrankung oder besondere Ernährungsbedürfnisse haben. Darüber hinaus kann intermittierendes Fasten ein nachhaltiger Ess-Lebensstil sein, der sehr zu einem erfüllten Leben beitragen kann. Aber Wissen ist nur die halbe Miete, um Gewicht zu verlieren und gute Gesundheit zu erreichen. Die andere Hälfte ist Aktion oder Anwendung von Wissen. Daher ermutige ich Sie dringend, das Gelernte in diesem Buch so schnell wie möglich anzuwenden. Und wie ich in einigen Kapiteln erwähnt habe, muss man nicht alles auf einmal anwenden. Machen Sie kleine Schritte und bauen Sie sich allmählich ein Bezug auf das intermittierende Fasten Lebensstil. Dadurch erhöhen Sie Ihre Chancen, es erfolgreich in Ihren Lebensstil zu integrieren und es dort zu halten. Und natürlich erhöhen Sie Ihre Chancen auf die wichtigsten Vorteile - gesunde Gewichtsabnahme und gute Gesundheit. Hier ist Ihr Erfolg, mein Freund! Prost! Bitte hinterlassen Sie eine Rezension auf Amazon, wenn Sie dieses Buch hilfreich gefunden haben.!

Bonus: VIDEOKURS UND FACEBOOK

Um Zugang zum online Videokurs zu bekommen, müssen Sie sich https://goo.gl/NPM7TM anmelden.

Nach der erfolgreichen Anmeldung haben Sie Zugang zum Kurs.

Wichtig: Schauen Sie sich die Videos über dem PC an, falls es mit dem Smartphone nicht klappt.

Buch Nr2: Fett verbrennen am Bauch

Haben Sie sich schon mal gefragt, warum Sie nicht abnehmen, obwohl Sie die Übungen machen, die Ihnen von selbst ernannte Experten geraten wird?

Die Wahrheit ist: Sie können noch so viele Übungen machen wie Sie wollen, wenn Sie nicht die 3-Faktoren-Regeln einhalten, werden Sie keine Ergebnisse haben. Schlimmer noch: Sie werden durch die Anstrengungen sogar noch mehr essen und zunehmen! Mein Name ist John Dexter und ich betreibe seit meinen 16ten Lebensjahr Profisport im Bereich Fitness und Krafttraining. Ich bin als Ernährungsberater und Personaltrainer tätig und kann Ihnen sagen, dass die meisten Bücher da draußen falsche Informationen verbreiten.

Jedes Buch, das Ihnen sagt, dass man gezielt am Bauch Fett verbrennen kann, lügt Sie an!

Das ist nun mal Fakt! Unser Körper nimmt am ganzen Körper unterschiedlich ab, es beginnt von oben nach unten. Ich möchte hier nicht zu sehr ins Detail gehen und komme gleich zum Punkt. Wenn Sie das Training nicht mit einer bestimmten Diät oder besser gesagt Ernährungsweise durchführen, werden Sie nicht abnehmen! Was bedeutet das nun für Sie und was müssen Sie machen, damit Sie erfolgreich abnehmen? Nun, das werden wir alles in meinem 3-IN-1-Buch klären. Sie bekommen von mir die Übungen, die Ernährungsweise und die Rezepte, die Sie machen müssen, um erfolgreich zu sein! Sie bekommen das Beste aus 3 Welten und können bereits nach 7 Tagen Ergebnisse sehen. Es ist das ultimative Buch zum Thema Abnehmen.

Für wen ist dieses Buch?

Kämpfen Sie auch mit dieser gefürchteten "mittleren Altersspanne" oder mit einem unschönen "Muffin-Top"? Tragen Sie auch zusätzliches Gewicht, das sich immer um den Bauch und um die Hüften ansammelt? Haben Sie Schwierigkeiten,

Kleidung zu finden, die passt, weil Ihr Bauch Sie daran hindert, die Schnalle oder den Reißverschluss zu schließen, und Ihre Mitte immer größer und runder wird? Wünschen Sie sich auch einen schlanken schönen Bauch, an dem man leicht die Bauchmuskeln sieht? Wünschen Sie sich eine schmale Taille und einen Traumkörper? Wenn ja, ist dieses Buch genau richtig für Sie! Verschwenden Sie keine Zeit mehr mit Diäten, die nicht auf Ihr hartnäckiges Bauchfett abzielt, und mit keinen langweiligen Sit-ups mehr, die nur Ihren Rücken verletzen oder starke Muskeln um Ihre Bauchgegend aufbauen. Wenn Sie bereit sind, Bauchfett zu verlieren, Ihren Bauch zu straffen und endlich die schmeichelhafte Figur zu haben, die Sie schon immer haben wollten, *dann ist dieses Buch genau das Richtige für Sie*! Was wird dieses Buch Sie lehren? Es gibt einen Grund, warum Menschen das Wort "hartnäckig" häufig verwenden, wenn Sie über Thema Bauchfett verlieren reden, weil das Fett um die Mitte häufig das am schwersten zu verlierende ist, egal welche Diät oder welche Übungen Sie versuchen. Sie haben sicher bemerkt, dass Ihre Mitte mit der Zeit immer weiterwächst und besonders, wenn Sie das mittlere Alter erreicht haben. Die gute Nachricht ist, dass Sie diese hartnäckigen Kilos und Zentimeter um Ihre Mitte verlieren können und ein schlankes und festes Aussehen schaffen können, wenn Sie ein paar einfache Tipps beim Abendessen und beim Training befolgen. **Sie können gezielt Ihre Bauchmuskeln mit einfachen aber effektiven Übungen trainieren, und mit den richtigen Nahrungsmitteln Ihr Fett verlieren, sodass Sie eine wohlgeformte Figur bekommen, die Sie begeistern wird.** Sie können unerwünschte Pfunde verlieren, während Sie feste Muskeln aufbauen und Bauch, Taille und sogar Ihren Rücken straffen. In diesem Buch teilen wir Ihnen alles mit, was Sie an Ihrer Ernährung ändern müssen, welche Übungen Sie machen müssen, die effektiver sind als langweilige Sit-ups und Crunches um gezielt Ihr Bauchfett zu verlieren. Weil es ein wenig überwältigend sein kann, sich an all die Tipps und Hinweise zu erinnern, die Sie befolgen müssen, um dieses hartnäckige Bauchfett zu verbrennen und die modellierten Muskeln rund um Ihre Taille zu straffen, werden wir es in 31 einfache Schritte zerlegen. Also, wenn Sie bereit sind, an Ihrer schlanken und durchtrainierten

Bauchpartie zu arbeiten, um endlich die starken, schlanken Bauchmuskeln zu bekommen, die Sie wollen, können wir loslegen! ☺

Warum Bauchfett so hartnäckig und so schwer zu verlieren ist

Bevor wir darüber sprechen, wie wir dieses Bauchfett verlieren, wollen wir zuerst darüber sprechen, warum Ihr Körper überhaupt an diesem Fett festhält und warum es so schwer ist, es zu verlieren. Dies kann Ihnen helfen, zu verstehen, warum einige dieser Techniken erfolgreich sein werden und warum bestimmte Diäten oder Bewegungsübungen, die Sie in der Vergangenheit versucht haben, Sie möglicherweise über die Jahre hinweg im Stich gelassen haben.

Warum wird man fett?

Beachten Sie zuerst, wie und warum der Körper überhaupt überschüssiges Fett bekommt. Ihr Körpergewicht ist ein Verhältnis zwischen den Kalorien, die Sie verbrauchen, und den Kalorien, die Sie durch körperliche Aktivität verbrennen. Diese Aktivität umfasst die alltägliche Funktion Ihrer Systeme wie Herzschlag, Lungenatmung und so weiter. Wenn Sie mehr Kalorien aufnehmen, als Sie verbrauchen, werden diese Kalorien umgewandelt und dann von Ihrem Körper als Fett gespeichert. Diese Fettspeicher werden angezapft und wieder zu Energie umgewandelt, wenn Sie nicht genug Kalorien essen, um Ihre Aktivitäten zu unterstützen. Dies mag vermuten, dass es einfach ist, diese Fettreserven zu verbrennen, indem Sie nur ein wenig trainieren oder eine neue Diät befolgen. Aber bedenken Sie, dass der Körper die Glukose aus den Lebensmitteln verwendet, die Sie essen, bevor es diese Fette verbraucht. Der Körper muss auch eine Menge Kalorien verbrennen, bevor Sie einen signifikanten Unterschied sehen können. Das bedeutet nicht, dass Sie hungern sollten, um Gewicht zu verlieren, aber es erklärt, warum es so schwer ist, an Gewicht zu verlieren. Sie können nicht nur ein paar Kalorien hier und da einsparen und erwarten, dass Sie genug an Gewicht verlieren werden.

Warum der Bauch dick ist?

Abnehmen am Bauch ist auch am schwierigsten, weil hier der Körper gezwungen wird, dass meiste an gespeichertem Fett zu halten. Der Bauch ist ein sicherer Ort, um diese zusätzlichen Pfunde zu speichern, ohne die Muskeln unnötig zu belasten. Wenn der Körper überschüssiges Fett um die Beine oder Arme speichern würde, würden Sie bald Muskelermüdung fühlen, jedes Mal, wenn Sie Ihre Arme und Beine benutzten. Die Lagerung von viel Fett am Rücken kann auch das Risiko erhöhen, die Rückenmuskulatur zu verletzen, jeden Mal, wenn Sie aufstehen oder sich auf den Rücken legen. Der Körper verbrennt das meiste Fett von den anderen Stellen, bevor es sich an die Fettspeicher am Bauch wendet, um die Belastung zu verringern, die es auf die Muskeln ausübt, indem es das hinzugefügte Fett speichert. Sie können sehen, dass Ihre Arme, Rückseite, Brüste und sogar Ihr Gesicht schlanker werden, wenn Sie Gewicht verlieren, während Ihr Bauch immer noch ein Problem für Ihre Lieblingsjeans darstellt! Weil der Großteil Ihres gespeicherten Fettes um den Bauch festgehalten wird, merken Sie es nicht, wenn sie sogar am Bauch abgenommen haben. Sie können leicht den Unterschied an Ihren Armen, Beinen, Rückseite und anderen solchen Stellen sehen, wenn Sie anfangen, Kilos zu verbrennen, aber es vielleicht nicht so schnell um den Bauch bemerken. Sie können aber Ihren Bauch messen oder an der Kleidung feststellen, ob Sie am Bauch abgenommen haben. Es ist auch gut, sich regelmäßig zu wiegen, wenn Sie abnehmen und Muskeln aufbauen, aber denken Sie daran, dass ein Körperfett-Indikator ein noch besseres Werkzeug sein kann, um Ihren Fortschritt zu verfolgen. Sie könnten tatsächlich Bauchfett verlieren, während Sie Muskeln aufbauen, also könnte die Waage auch ein schlechter Indikator für Ihren Fortschritt sein.

Den Bauch trainieren

Das Trainieren des Bauches kann auch schwierig sein, da der Körper wahrscheinlich die Rückenmuskeln und Beinmuskeln benutzten wird, wenn Sie trainieren, bevor es die Bauchmuskeln aktiviert. Mit den richtigen Übungen können Sie Ihre Bauchmuskeln trainieren, die effektiver sind, als die alltäglichen Sit-ups, da viele Menschen Sie falsch ausführen, indem sie die Rücken- und Beinmuskeln verwenden. Einfache Übungen, die das körpereigene Gewicht für den Widerstand nutzen und gezielt auf die Bauchmuskulatur zielen, können mit wenigen Wiederholungen und wenig Belastung zu Straffung und zu Formung der Bauchmuskeln führen. Nun, da Sie ein wenig mehr darüber wissen, wie der Körper Fett erzeugt und speichert und warum es so eine Herausforderung ist, es um den Bauch herum zu verlieren, lassen Sie uns anfangen, die besten Wege zu finden, dieses Fett wegzuschmelzen. Wir werden zuerst einige Änderungen an Ihrer Ernährung besprechen, die Ihnen helfen können, Kalorien zu reduzieren, und dann auch einige Nahrungsmittel, die Sie nehmen können, um Ihre Muskelaufbau-Routine zu unterstützen. Diese Nahrungsmittel werden Ihnen auch helfen, leere Kalorien von Ihrer Diät zu streichen und sicherzustellen, dass Sie insgesamt gesünder sind. Dann werden wir ein paar einfache Übungen und alltägliche Aktivitäten machen, die Sie tun können, um die Mitte zu straffen und zu formen. Wir werden sie sorgfältig durchgehen, damit Sie sie richtig ausführen können. In kürzester Zeit haben Sie feste und straffe Bauchmuskeln und eine schlanke und muskulöse Figur.

Tipp 1: Kalorien zählen

Eine sehr wichtige Sache, die Sie tun können, um Bauchfett zu verbrennen, ist es, den Überblick über Ihre Kalorien zu behalten. Da Körperfett aus Kalorien umgewandelt wird, die Sie eingenommen aber nicht verbrannt haben, kann die Reduzierung Ihrer Kalorienaufnahme Ihren Körper in eine eigene

Fettverbrennungsmaschine verwandeln. Wenn Sie Ihre Kalorien reduzieren, wird Ihr Körper gezwungen sein, sich für Energie an diese Fettreserven zu wenden. Sie können jedoch nicht erkennen, dass Sie Ihre Kalorien reduzieren müssen, wenn Sie nicht verfolgen, wie viel Sie aufnehmen, und Sie nicht Ihre Kalorien gefährlich reduzieren möchten, sodass Sie verhungern. Den Überblick darüber zu behalten, was Sie essen, wie viel, wie viele Kalorien es enthält und all diese anderen Details, ist ein sehr guter Schritt, um diese Kalorien zu reduzieren, während Sie gesund und sicher bleiben. Kalorien zählen ist nicht so schwer wie Sie vielleicht denken. Sie können sogar eine einfache App auf Ihrem Smartphone verwenden, um Ihre Kalorien im Laufe des Tages zu addieren und diese Zahlen anschließend in einen Kalender oder eine Tabelle zu übertragen. Wenn Sie kein Smartphone haben, verwenden Sie ein einfaches kleines Notizbuch, das Sie in einer Tasche oder Handtasche aufbewahren, und notieren Sie, was Sie den ganzen Tag essen. Jede Nacht addieren Sie diese Kalorien in Ihrem Kalender und Sie werden sehen, wo einige Kürzungen gemacht werden können.

Eine sehr wichtige Anmerkung: Sie müssen ehrlich zu sich selbst sein, wenn Sie verfolgen, was Sie essen und trinken. Oft sind wir nicht ehrlich zu uns selbst und schätzen den Kalorienverbrauch im Laufe des Tages weniger ein, als es tatsächlich ist:

- Wenn Sie einen gehäuften Esslöffel Zucker gegen einen gestrichenen Esslöffel vergleichen, entspricht das wahrscheinlich zwei Esslöffeln Zucker.
- Übersehen Sie nicht kleine Dinge wie Sahne in Ihrem Kaffee, Essig auf Ihrem Salat oder ein Stück Butter, das Sie auf Ihr Gemüse legen. Das Gleiche gilt auch für kleine Stücke von Süßigkeiten, ein paar Erdnüssen, Rosinen oder andere Lebensmittel, die nicht viele Kalorien pro Portion haben. Fügen Sie diese zu Ihrer Kalorienzahl hinzu, auch wenn Sie vermuten, dass es nicht mehr als 10 oder 20 Kalorien sind, die Sie mit jedem Bissen konsumieren.
- Dosen und verpackte Lebensmittel haben eine Nährwerttabelle. Aber diese sind pro Portion, und es kann zwei oder sogar mehr Portionen pro Packung

enthalten. Eine Portion Suppe, die Sie nehmen, hat 200 Kalorien. Die Dose kann aber insgesamt 400 oder mehr Kalorien haben; Stellen Sie sicher, dass Sie die Etiketten lesen und notieren Sie die Portionsgröße und nicht nur die Kalorienzahlen.

- Die einzigen Lebensmittel, die keine Kalorien haben, sind Wasser, Kaffee und Diät-Limonade! Denken Sie nicht, dass Sie andere "Diät"-Lebensmittel mit wenig Zucker oder fettarme Lebensmittel nicht zu Ihren Kalorien zählen brauchen. Sogar Obst, Gemüse und andere solche Lebensmittel sollten enthalten sein, da diese Kalorien sich im Laufe der Zeit summieren können.
- Bleiben Sie ehrlich, was Nahrungsmittel angeht, die nicht genau für Sie portioniert sind, und bleiben Sie auf der Seite der Vorsicht. Als Beispiel, was das bedeutet, wenn Sie ein Fastfood-Mittagessen mit einem Freund haben, überprüfen Sie die Kalorienzahlen bestimmter Lebensmittel auf der Website des Restaurants oder anderswo. Wenn Sie Ihren eigenen Burger essen und dann die letzten Bisse des Burger Ihres Freundes essen, sollten Sie die Kalorien aus Ihrem eigenen Burger notieren, aber sollten auch einige zusätzliche Kalorien zu Ihrer Aufzeichnung hinzufügen, um die Bissen des Essens Ihres Freundes einzuschließen!
- Vergessen Sie nicht das, was Sie trinken, zu Ihrer Kalorienmenge hinzuzufügen, einschließlich Säfte, Tee, aromatisierten Kaffee und Milch.

Sobald Sie beginnen, Kalorien zu zählen, müssen Sie die Kalorien, die Sie verbrauchen, mit einer gesunden Menge für Ihr Geschlecht, Alter und allgemeine körperliche Leistungsfähigkeit vergleichen. Sie können tatsächlich überrascht sein, wie viele Kalorien Sie jeden Tag realistisch verbrauchen und erkennen, dass einige Änderungen vorgenommen werden müssen, um Bauchfett zu reduzieren. Wenn Sie nicht sicher sind, wie Sie die Kalorien selbst reduzieren können, besprechen wir als nächstes einige kleine Schritte, die Sie ergreifen können, um diese Kalorien zu reduzieren und Ihren Körper dazu zu bringen, sich an diese Fettspeicher für Energie zu wenden.

Tipp 2: Streichen Sie den Zucker

Zucker hat überhaupt keinen Nährwert. Es enthält keine Proteine, Vitamine, Spurenelemente, Aminosäuren oder irgendetwas, was Ihr Körper für die allgemeine Gesundheit braucht. Zucker hat in Wahrheit nur "leere Kalorien" und dient nur dazu, Lebensmittel zu süßen. Dies ist der Grund, warum der Nicht-Verzehr von reinem Zucker eine der besten Möglichkeiten ist, um zu sehen, wie das Fett um den Bauchbereich verschwindet. Sobald Sie anfangen, keinen Zucker mehr zu verzehren bzw. dies drastisch verringern, werden Sie weit weniger Kalorien zu sich nehmen, und Sie können schließlich diese unerwünschten Pfunde verlieren. Diese einfache Änderung bedeuten, Kalorien zu reduzieren, ohne sie zählen zu müssen. Achten Sie darauf, wo der meiste Zucker in Ihrer Ernährung ist, damit Sie wissen, wo Sie anfangen können z. B:

- Zucker in Ihrem Kaffee
- Zucker im Müsli
- Zuckerhaltige Limonaden und gesüßte Tees.
- Energy-Drinks
- gefrorene Desserts wie Eis und Milchshakes oder Eiskaffee
- Fruchtsäfte mit Zuckerzusatz
- Plätzchen
- Kuchen
- Schokoriegel und andere Süßigkeiten
- Dosenfrüchte in Fruchtsirup
- in Flaschen abgefüllte Salatdressings
- Müsliriegel
- Frühstücksriegel
- Proteinriegel und –shakes

Um Ihr Bauchfett zu reduzieren, notieren Sie, wie viele davon Sie in Ihrer täglichen Ernährung haben, und entfernen Sie sie vollständig aus Ihrer Ernährung. Betrachten Sie einige Möglichkeiten, um Änderungen an Ihrer Ernährung zu machen, sodass Sie immer noch die Lebensmittel haben, die Sie lieben, aber ohne all diesen zusätzlichen Zucker:

- Versuchen Sie aromatisierte Kaffeebohnen anstatt aromatisierter Kaffeesahne.
- Machen Sie Ihren eigenen Fruchtsaft zuhause, indem Sie gefiltertes Wasser und frisches Obst mischen.
- Ungesüßter Eistee mit frischer Zitrone anstelle von gesüßtem Tee.
- Fügen Sie frisches Obst zu einer zuckerarmen Müslisorte oder zu einer zuckerarmen Joghurtvariante zu Ihrem Frühstück hinzu.
- Entscheiden Sie sich für frisches Obst statt Dosenfrüchte.
- Machen Sie Ihr eigenes Salatdressing, indem Sie Magermilch mit Geschmackspäckchen schlagen oder wechseln Sie zum Dressing aus Essig und Öl.
- Machen Sie sich Studentenfutter mit Erdnüssen, Kokosraspeln und ein paar Rosinen, um den Platz Ihrer Müsliriegel zu ersetzen.

Diese Ersatzstoffe sind alle viel niedriger in ihrem Zuckergehalt und bieten Ihnen immer noch die Nährstoffe, die Sie brauchen und einen Hauch von Süße, den Sie in Ihren Nahrungsmitteln haben wollen. An dieser Stelle möchte ich Ihnen ein Buch von James Wilson empfehlen „Zuckerfrei leben und Zuckersucht beenden" - **https://goo.gl/D7CEHN**

Tipp 3: Verringern Sie einfache Kohlenhydrate

Es gibt viele Missverständnisse über Kohlenhydrate und wie sie Ihr Körpergewicht beeinflussen, sowie wann und warum Sie sie entfernen müssen, um insbesondere Bauchfett zu verlieren. Die richtigen Kohlenhydrate in Ihrer Diät können Ihnen tatsächlich helfen, Bauchfett zu verlieren, während das Verringern anderer Kohlenhydrate helfen kann, dieses störrische Fett zu verbrennen. Um zu verstehen, wie und warum Kohlenhydrate zu Reduzierung

Ihres Bauchfetts helfen können, schauen wir uns Kohlenhydrate ein bisschen näher als Ganzes an.

Einfache und komplexe Kohlenhydrate

Kohlenhydrate gelten als einfach oder komplex. Komplexe Kohlenhydrate sind aus Vollkorn und haben minimale Verarbeitung, wenn überhaupt. Einfache Kohlenhydrate wurden verarbeitet, um etwas oder den größten Teil dieses Korns zu entfernen. Diese Körner, die verarbeitet werden, oft als weißes Mehl, sodass die häufigsten einfachen Kohlenhydrate Quelle in Ihren Lebensmittel sind, die aus weißem Mehl hergestellt wurden. Dazu gehören Pasta aller Art, Brot, Kekse und Muffins, Kuchen, Kekse, Cracker, Brezeln und andere ähnliche Backwaren und Snacks, Pfannkuchen und Waffeln, Pizzateig und andere solche Lebensmittel.

Warum reduzieren oder entfernen Sie einfache Kohlenhydrate?

Der Grund, warum einfache Kohlenhydrate aus Ihrer Ernährung entfernt werden sollten, ist, dass sie zu einer Form von Zucker im Körper verarbeitet werden. Wenn dieser Zucker nicht in den Blutkreislauf des Körpers aufgenommen und dann für Energie verwendet wird, wird er ein Teil von all dem gespeicherten Körperfett. Das Essen von vielen einfache Kohlenhydrate hilft Ihnen also nicht, Fett zu verlieren. Im Gegenteil, es fügt welches hinzu! Einfache Kohlenhydrate sind auch in der Regel sehr kalorienreich, was bedeutet, dass Sie sehr wenig Nahrung für die Menge an Kalorien bekommen, die Sie essen. Überlegen Sie, wie viele Kalorien in Crackern und Brezeln sowie Brot und Nudeln sind, und beobachten Sie, wie sie leicht zu diesem Bauchfett hinzufügt werden, obwohl sie nicht unbedingt mit viel Zuckerzusatz gemacht werden.

Tipps zum Reduzieren von einfachen Kohlenhydraten

Beim Entfernen von Lebensmitteln, die zu Ihrem Bauchfett beitragen, beginnen Sie mit Pasta, Weißbrot und Backwaren. Dazu gehören Cracker, Brezeln und andere solche Snacks. Beseitigen Sie diese vollständig aus Ihrer Ernährung, und Sie können sehen, wie einige Pfunde und Zentimeter beginnen, zu schmelzen. Alles, was mit einem weißen Mehlteig gemacht wird, sollte typischerweise entfernt werden, einschließlich Pizza, Hamburger- und Hot-Dog-Brötchen und - Nudeln in der Suppe. Dies sind alles einfache Kohlenhydrate und helfen Ihnen nicht, Bauchfett zu verbrennen!

Tipp 4: Stärkehaltige Nahrung vermeiden

Stärkehaltige Nahrungsmittel sind Kartoffeln, Limabohnen, Reis, Mais und Erbsen. Die Stärke in diesen Lebensmitteln ist eine Form von Kohlenhydraten, also wird es auch als Zucker im Körper abgebaut. Diese Art von Zucker gibt Ihnen nicht viel Energie, wird dazu beitragen, noch mehr Pfunde drauf zu packen, wenn Sie nicht aktiv genug sind, um diesen Zucker zu verbrennen, bevor er in Fett umgewandelt werden kann. Diese Nahrungsmittel wie andere Lebensmittel, die reich an Kohlenhydraten sind, sind auch sehr kalorienreich, sodass Sie nicht viel Nahrung für die Menge an Kalorien bekommen, die Sie konsumieren. Dies ist der Grund, warum Sie stärkehaltige Lebensmittel vermeiden sollten, um das hartnäckige Bauchfett zu schmelzen. Die Herausforderung besteht darin, dass viele Menschen stärkehaltige Nahrungsmittel als Hauptnahrungsmittel ihrer Ernährung haben, Kartoffeln werden oft mittags als Pommes serviert und dann beim Abendessen als Beilage. Bratkartoffeln können auch Teil eines warmen Frühstücks sein. Mais wird oft als Beilage serviert oder zu vielen Mahlzeiten mit Bohnen gemischt oder gemahlen, um Tortillas und andere Brotersatzstoffe herzustellen. Reis ist auch ein Grundnahrungsmittel für viele Menschen und ihre tägliche Ernährung. Hinzufügen von Honig, Zucker und andere solche kalorienreichen Süßstoffe zu Reis machen es auch zu einem sehr ungesunden Gericht, wenn es darum geht, Körperfett zu schmelzen. Wenn Sie eine Liste der stärkehaltigen Nahrungsmittel machen, die Sie während der Woche haben, können Sie sehen, wo einige Schnitte gemacht werden können. Gehen Sie nicht davon aus, dass Kartoffeln beim Abendessen eine wichtige Rolle spielen und wechseln Sie zu Hafer statt Reis. Probieren Sie beim Abendessen andere Gemüsebeilagen wie Brokkoli, Blumenkohl, Spargel oder grüne Bohnen aus. Diese Nahrungsmittel haben wenig bis keine Stärke und helfen Ihnen, sich zu sättigen, sodass Sie Ihren Appetit besser kontrollieren und dieses hartnäckige Bauchfett wegschmelzen können.

Tipp 5: Obst reduzieren

Obst ist sehr gesund, da es viele Vitamine, Spurenelemente und andere Nährstoffe enthält, die Sie brauchen, um gesund zu sein. Die Hydratation von Früchten kann auch dazu führen, dass Sie sich satt fühlen und Ihren süßen Zahn befriedigen, wenn Sie auf reinen Zucker verzichten. Obst ist auch leicht mitzunehmen, wenn Sie einen Snack ins Büro oder anderswo bringen müssen, und ist ein guter Ersatz für Schokoriegel und andere zuckerhaltige Leckereien. Warum reduzieren Sie dann Obst, wenn Sie Bauchfett verlieren möchten? Der Grund ist, dass Früchte eine hohe Konzentration an Zucker haben, die zu Ihrer täglichen Kalorienzahlen beitragen und diese Pfunde um Ihren Bauch erhöhen können. Während Obst gesünder sein kann als Backwaren, Süßigkeiten und andere Lebensmittel, die ohne all diese Nährstoffe sind, können Sie immer noch zu viel Zucker bekommen, wenn Sie jeden Tag viel Obst essen. Der Schlüssel zum Obst ist in einer gesunden Menge, wie viel Obst Sie jeden Tag haben, und stellen Sie sicher, dass Sie mehr Gemüse statt frisches Obst haben. Sie möchten auch eine Vielzahl von Früchten, die nicht die höchste Konzentration an Zucker haben, aber immer noch alle diese gesunden Nährstoffe bieten. Früchte mit dem höchsten Zuckergehalt sind Äpfel und Bananen. Aber Früchte mit der niedrigsten Zuckermenge sind Trauben, Melonen und Beeren aller Sorten. Um diesen süßen Zahn zu befriedigen und die benötigten Nährstoffe aus Früchten zu erhalten, reduzieren Sie Ihre Bananen und Äpfel und essen Sie mehr gemischte Beeren, Wassermelonen, Melonen und Trauben. Sie sind tolle Desserts ohne Zusatz von Süßstoffen oder Zucker. Sie können einige Beeren zu einem Protein-Shake hinzufügen und bekommen einen Geschmack von Süße zusammen mit Ihren benötigten Nährstoffen, ohne jeden Tag zu viel Zucker aus Früchten zu haben. Denken Sie auch daran, dass Zucker aus Früchten auch in Fruchtsaft enthalten ist. Selbst wenn dem Saft keinen Zucker hinzugefügt wurde, können Sie eine ganze Reihe von Kalorien und Zucker aus Fruchtsaft allein aufnehmen. Machen Sie Ihren eigenen Saft, indem Sie gefiltertes Wasser und gesunde Beeren mischen, sodass Sie kontrollieren können, wie viel Obst hineingemischt wird und Sie sicherstellen, dass kein Zucker hinzufügt ist. Etwas Zitrone oder Limette mit wenig Zucker, aber sehr lecker, für einen zusätzlichen Geschmack hinzufügen.

Tipp 6: Essen Sie mehr Ballaststoffe

Ein Kaloriendefizit hilft Ihnen, Fett am Bauch zu verbrennen, doch Sie sollten sich auch Gedanken über die Wahl der Nahrungsmittel machen. Einer dieser bestimmten Nahrungsmittel sind Ballaststoffe. Ballaststoffe werden Ihnen wirklich helfen, Gewicht zu verlieren! Es gibt ein paar Gründe, warum Ballaststoffe so wichtig für die Gewichtsabnahme ist. Einer davon ist, dass sie sich im Magen ausbreiten und Sie satt machen. Im Gegenzug werden Sie weniger essen. So können Sie Ihre Kalorien leichter kontrollieren. Die Verdauung von Ballaststoffen dauert sehr lange, sodass Sie zwischen den Mahlzeiten möglicherweise weniger Hunger und Heißhunger haben und auch Ihre tägliche Kalorienzufuhr kontrollieren können. Ballaststoffe binden auch an andere Lebensmittel und helfen, sie abzubauen, sodass sie sich viel leichter durch das Verdauungssystem bewegen. Auch die

Wahrscheinlichkeit, dass Sie Blähungen von Nahrungsmitteln mit Ballaststoffen bekommen, sinkt, außerdem wird Ihr Stuhlgang erleichtert. Wenn sich Nahrungsmittel besser durch Ihr Verdauungssystem bewegen können, kann dies auch bedeuten, dass der Körper Glukose und Zucker nicht absorbiert und in Fett umwandelt. Ballaststoffe sind auch nicht so kalorienreich wie andere Lebensmittel, sodass Sie mehr davon essen können, ohne Kalorien zu verbrauchen. Eine Schale mit Haferflocken hat normalerweise viel weniger Kalorien als eine Schüssel mit zuckerhaltigem Getreide!

Wo sind Ballaststoffe enthalten?

Ein Ballaststoff ist ein pflanzliches Produkt und kommt nur in pflanzlichen Lebensmitteln einschließlich Gemüse und Hafer vor. Ganze Körner sind sehr reich an Ballaststoffen, ebenso wie grünes Blattgemüse. Suchen Sie nach einer Vielzahl von Kopfsalaten, Brokkoli, Blumenkohl, Bohnen und Spargel, wenn Sie Ihrer Ernährung Ballaststoffe hinzufügen möchten. Fügen Sie mehr Haferflocken zum Frühstück, Vollkornbrot und viele Salate. Die Schale von Früchten hat normalerweise auch viel Ballaststoffe, also schälen Sie keine Äpfel, essen Sie Orangen mit ihrem Fruchtfleisch anstatt Orangensaft zu trinken, bei dem das Fruchtfleisch entfernt wurde. All diese ballaststoffreichen Lebensmittel können Ihnen helfen, Ihr Essen zu kontrollieren und die Kalorien zu reduzieren, die Sie benötigen, um endlich Bauchfett zu verlieren.

Tipp 7: Trinken Sie reichlich Wasser

Wasser kann eines der besten Dinge sein, die Sie in Ihr System geben, um Bauchfett zu verlieren. Es gibt viele Vorteile für das Trinken von Wasser, wenn es um Ihre allgemeine Gesundheit geht. Ein Vorteil ist, dass Wasser Sie sättigt, sodass Sie weniger essen können. Ein Glas Wasser vor den Mahlzeiten kann bedeuten, dass man weniger essen und sich satt fühlen kann. Es ist sogar so, dass Sie, wenn Sie meinen, Sie wären hungrig, Sie aber vielleicht nur dehydriert sind und der Körper versucht, etwas Flüssigkeit und Hydratation zu bekommen, die durch die Nahrung und nicht nur durch Wasser bereitgestellt wird. Wasser hilft auch bei anderen Lebensmitteln, das Verdauungssystem zu optimieren, sodass Sie weniger Probleme mit der Ausscheidung haben und sich nicht aufgebläht fühlen. Wasser ernährt auch Ihr Blut und erleichtert es dem Körper, das Blut zu zirkulieren. Dies ist notwendig, um den Muskeln die wichtigen Proteine und Aminosäuren zu liefern, die sie brauchen, um stark zu werden. Wenn Sie trainieren, um einen straffen und mageren Bauch zu bekommen, brauchen Sie Wasser, um gesunde Muskeln aufbauen zu können! Trinkwasser hilft auch, dem Körper Bauchfett zu reduzieren, es erleichtert das Aufbrechen der Fettzellen, wenn der Körper Energie benötigt. Es spült auch Giftstoffe aus, wenn Sie urinieren, sodass Sie sich weniger träge und müde fühlen und mehr Energie haben.

Wie Sie mehr Wasser täglich trinken können

Um mehr Wasser trinken zu können, beachten Sie diese praktischen Tipps:

- Planen Sie einen Zeitpunkt, um jeden Tag ein Glas oder ein halbes Glas Wasser zu trinken. Dies könnte zu jeder vollen Stunde sein. Sie können es auch zu einem Teil Ihrer täglichen Routine machen, trinken Sie ein Glas Wasser, nachdem Sie im Büro angekommen sind oder gleich nach dem Mittagessen, direkt nachdem Sie zuhause angekommen sind und direkt nach Ihrem Lieblingsprogramm am Abend. Wenn Sie sich einen Zeitplan erstellen, ist es wahrscheinlicher, dass Sie weiterhin Wasser trinken.
- Haben Sie immer eine Flasche Wasser bei sich, auch wenn Sie denken, dass Sie kein Wasser trinken werden. Wenn Sie immer eine Flasche bei sich haben, werden Sie es auch trinken, und jeder Schluck hilft!

- Werfen Sie einige Zitronen- oder Limettenscheiben oder ein paar Kirschen oder andere Beeren hinein, wenn das Wasser für Sie etwas langweilig ist. Ein wenig Geschmack kann Wasser schmackhafter machen, und ein paar kleine Stücke von frischem Obst sollten nicht zu viel zu Ihrem täglichen Kaloriengehalt hinzufügen.
- Haben Sie Ihr Wasser in zwei 1-Liter-Flaschen und beenden Sie Ihren Tag erst, wenn Sie das Wasser in beiden Flaschen getrunken haben. Bewahren Sie eine Flasche im Kühlschrank auf, um sie kühl zu halten, und tauschen Sie sie aus, wenn die andere Flasche warm geworden ist. Sie können auch einen Wasserkrug für frisches gefiltertes Wasser verwenden. Füllen Sie ihn nachts auf und lassen Sie ihn im Kühlschrank, gehen Sie nicht am nächsten Tag zu Bett, bis all das Wasser weg ist.

Tipp 8: Mehr Proteine essen

Protein ist wichtig für den Aufbau eines mageren und getönten Bauchs, da Protein ein Muskelbaustein ist. Wenn Sie nicht genug Protein in Ihrer Diät bekommen, können Sie alle Übungen machen, die Sie wollen und immer noch keine kräftigen Muskeln haben. Viele Leute nehmen an, dass Sie nur Protein aus Fleisch und Milchprodukten erhalten, aber das ist nicht wahr. Es gibt eine Menge Protein in bestimmten Gemüsen und Lebensmitteln wie Soja. Auch wenn Proteine wichtig sind, vergessen Sie die zusätzlichen Kalorien nicht, die Sie aus gesättigten Fetten in vielen Tierprodukten erhalten wie z.B. Rindfleisch, Käse, und Butter. Diese Nahrungsmittel sind reich an Protein, aber auch reich an Kalorien.

Entscheiden Sie sich stattdessen für magere Proteinquellen:

- Huhn, Truthahn und Fisch
- Bohnen und vor allem schwarze Bohnen
- Erdnüsse und Erdnussbutter

- Soja-Produkte
- Dunkles Blattgemüse
- Eier
- Hülsenfrüchte

Betrachten Sie die vielen Möglichkeiten und integrieren Sie diese Lebensmittel in Ihre Ernährung ein. Hülsenfrüchte wie Kichererbsen können gemahlen und mit Knoblauch, Zitrone und Olivenöl zu hausgemachtem Hummus vermischt werden. Soja kann Sojamilch und Tofu enthalten, die oft in fleischlosen Aufläufen enthalten sind. Sie können auch eine Nussmilchsorte wie Cashew oder Mandelmilch anstelle von Milch wählen. Fügen Sie Spinat zu einem Omelett hinzu und Sie haben beides - Eier und dunkles Blattgemüse - auf einem Teller!

Tipp 9: Stretching

Lassen Sie uns zu den Übungen übergehen, die Sie tun können, um Ihren Bauch zu formen und zu stärken. Stretching ist eine sehr einfache Übung und Bewegung, aber sehr vorteilhaft für den Bauch. Je mehr Sie sich dehnen, desto mehr Blut und heilenden Sauerstoff werden Ihre Muskeln erhalten, sodass sie stärker und schlanker werden können. Ohne zu dehnen, können Sie mit Ihren Bauch anstellen was Sie wollen, Ihre Muskeln werden nie mager und straff sein und sehen nicht schön und fest aus. Stretching kann auch dazu beitragen, Ihre Körperhaltung zu verbessern, da Sie eher aufrecht und geradestehen, wenn Ihre Muskeln richtig gestreckt sind. Wenn Muskeln, Knochen und Gelenke nicht gedehnt werden, tendieren sie dazu, sich über sich selbst zu beugen und sich zu verspannen, doch Dehnung verlängert tatsächlich Muskeln und Sehnen. Im Gegenzug werden Sie schlanker aussehen, weil Sie nicht zusammengesackt dastehen.

Streching in der Praxis speziell für den Bauch

Um Ihre Bauchmuskeln zu dehnen, müssen Sie Bewegungen verwenden, die speziell auf die Mitte abzielen. Eine gute Yoga-Pose, die Sie ausprobieren könnten, heißt Kobra-Position:

1. Legen Sie sich auf den Bauch, die Hände neben der Schulter, die Handflächen flach auf dem Boden, als ob Sie einen Liegestütz machen würden.
2. Anstatt jedoch den Oberkörper gerade in die Luft zu heben, krümmen Sie sich nach oben und nach hinten. Beginnen Sie damit, Ihr Gesicht zu heben, dann den Nacken, dann die Schultern, dann den Oberkörper von Ihrer Trainingsmatte und benutzen Sie Ihre Hände für das Gleichgewicht. Stellen Sie sicher, dass der Rücken in umgekehrter C-Form gebogen ist.
3. Sie werden spüren, wie sich Ihre Rückenmuskeln nach innen krümmen, während sich Ihre Bauchmuskeln nach oben und nach außen krümmen. Senken Sie sich wieder auf die Matte, indem Sie sich wieder rückwärts strecken. Senken Sie Ihren Bauch, dann Oberkörper, dann Schultern, dann Nacken, dann Kopf.
4. Nach einer kurzen Ruhepause wiederholen Sie diese Position und halten Sie diese Kurve so lange wie möglich.

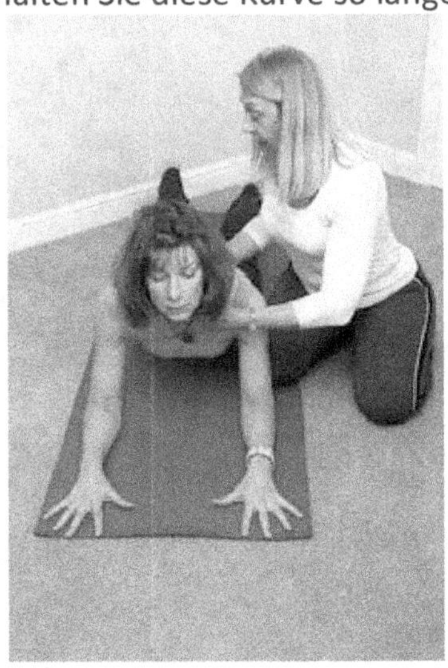

Ein weiterer einfacher Schritt ist es, mit den Füßen schulterbreit auseinander zu stehen.

1. Halten Sie Ihr Gleichgewicht und stellen Sie sicher, dass Ihr Gewicht gleichmäßig unterstützt wird, dann schließen Sie Ihre Hände über Ihren Kopf oder legen Sie sie auf die Rückseite Ihrer Hüften.

2. Strecken Sie Ihren gesamten Rücken sanft in eine C-Form und halten Sie Ihre Arme in Ihre Hüften oder erreichen Sie sie hinter sich für eine tiefere Dehnung.

3. Fühlen Sie, wie sich die Bauchmuskeln dehnen. Sanft nach links und dann nach rechts für eine noch tiefere Dehnung. Schwingen Sie nicht in dieser Position, sondern strecken Sie sich langsam und einfach.

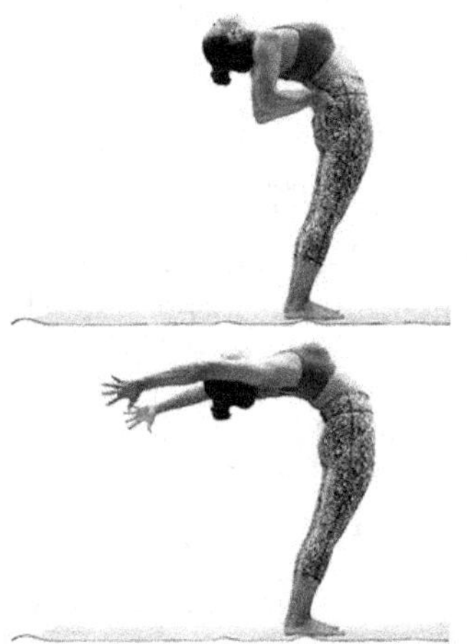

Tipp 10: Einfache Beinlifts

Um die Bauchmuskeln zu trainieren und sicherzustellen, dass Sie sie anvisieren, versuchen Sie einen einfachen Beinheber.

1. Legen Sie sich auf die Trainingsmatte, auf den Rücken, mit den Beinen zusammen und ausgestreckt, Arme an der Seite.

2. Heben Sie Ihre Beine nur ein paar Zentimeter vom Boden, halten Sie die Füße zusammen. Legen Sie nicht Ihre Hände auf den Boden, um eine Hebelwirkung zu erzielen, da Sie möchten, dass die Bauchmuskeln die Arbeit tun, um Ihre Beine in der Luft zu halten. Heben Sie die Beine auch nicht mehr als einige Zentimeter an, denn wenn Sie sie in einem Winkel von 45 Grad oder höher halten, werden Sie von den Rücken- und Hüftmuskeln unterstützt und Ihre Bauchmuskeln werden nicht so hart arbeiten. Halte sie einfach nur ein paar Zentimeter hoch, und Sie werden spüren, dass die Bauchmuskeln arbeiten!

3. Sie wollen auch nicht die Beine hoch und runter pumpen, da dies Stress auf den Rücken ausübt, und der Schwung lässt auch nicht zu, dass die Bauchmuskeln richtig arbeiten. Halten Sie einfach die Füße ein wenig vom Boden entfernt, und Sie werden spüren, wie die Bauchmuskeln arbeiten und sich straffen.

4. Legen Sie die Füße wieder auf den Boden, um sie auszuruhen, dann wiederholen Sie diese Übung und halte die Füße so lange wie möglich hoch.

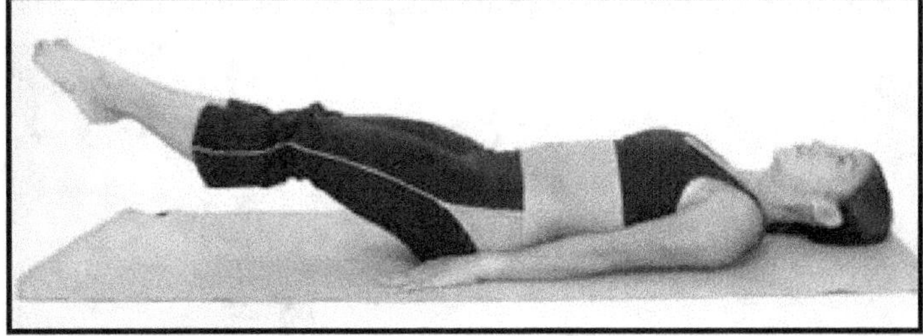

<u>Tipp 11: Die 8-Form</u>

Ein weiterer Schritt, der speziell auf die Bauchmuskeln abzielt, ist die 8-Form.

1. Legen Sie sich auf der Trainingsmatte auf den Rücken und strecken Sie die Beine in die Luft, sodass der Körper einen 90-Grad-Winkel bildet.
2. Halten Sie die Knöchel zusammen und die Arme an den Seiten, damit Sie nicht nachhelfen können, Sie wollen ja, dass Ihre Bauchmuskeln die Arbeit machen.
3. Machen Sie eine 8ter-Form vorsichtig mit den Füßen in die Luft zur Decke hin, ohne Ihre Füße breiter als Ihre Hüften oder tiefer als Ihre Knie zu halten. Halten Sie die Figur 8 fest und kompakt. Machen Sie dies viermal in eine Richtung und dann viermal in die entgegengesetzte Richtung.
4. Senken Sie Ihre Beine auf den Boden und ruhen Sie sich aus, dann kehren Sie zurück und wiederholen Sie diese Bewegung. Achten Sie darauf, dass Sie die Zahl 8 klein halten, da dies die meiste Arbeit für Ihre Bauchmuskeln bedeutet.Ihre Bauchmuskeln sollten angespannt sein, um die Bewegung Ihrer Beine während dieser Übung zu kontrollieren.

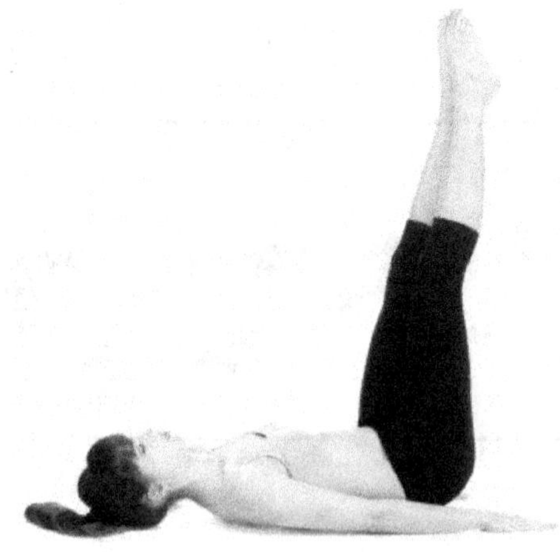

Tipp 12: Rollen wie ein Ball

Rollen wie ein Ball ist eine beliebte Pilates-Übung und wirkt sich auf die Bauchmuskeln aus und erhöht das Gleichgewicht. Es kann auch helfen, etwas Fett zu lockern, das Sie vielleicht am Rücken tragen und Ihren Rücken straffen.

1. Setzen Sie sich auf Ihre Trainingsmatte und ziehen Sie die Beine an, die Knie an die Brust.
2. Wickeln Sie Ihre Arme um Ihre Knie und heben Sie dann Ihre Füße gerade über dem Boden. Ihre Bauchmuskeln werden sich anspannen, um Sie im Gleichgewicht zu halten. Diese Übung selbst ist sehr gut für die Arbeit der Bauchmuskeln. Sie können jedoch die Herausforderung, die Sie diesen Muskeln geben, erhöhen, indem Sie sich leicht rollen.
3. Lehnen Sie sich zur Seite und dann nach vorne, zur anderen Seite und zurück, sodass Sie mit dem Körper einen Kreis bilden.
4. Stellen Sie sicher, dass Sie Ihre Füße vom Boden halten und Sie den Kreis sehr klein und eng halten, sodass Ihre Bauchmuskeln hart arbeiten müssen, um sicherzustellen, dass Sie in dieser Position bleiben können. Wenn Sie zu weit nach vorne rollen, kann das bedeuten, dass sich Ihre Rückenmuskulatur anspannt, und wenn Sie zu weit nach hinten rollen, können Sie aus der Position fallen.
5. Wiederholen Sie diesen Kreis so oft wie möglich in einer Richtung und wechseln Sie dann die Richtung.

6. Legen Sie die Füße auf den Boden und ruhen Sie sich aus und wiederholen es dann. Stellen Sie sicher, dass Sie Ihren Rücken aufrecht und entspannt halten, sodass Sie nur Ihre Bauchmuskeln und nicht den Rücken verwenden, um diese Bewegung auszuführen.

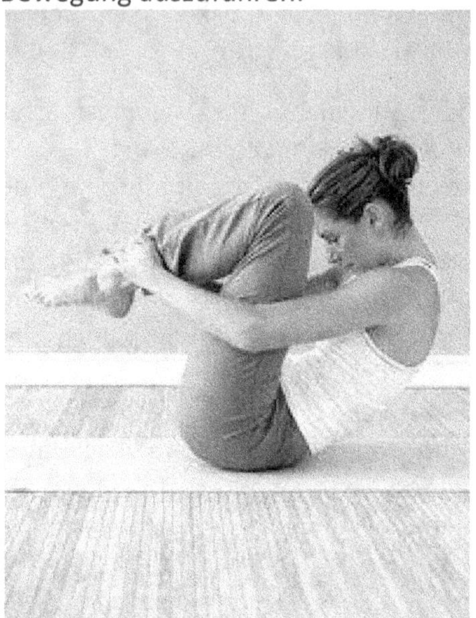

Tipp 13: Semi Sit-Ups

Ein Grund dafür, dass Sit-Ups und Crunches ineffektiv sind, besteht darin, dass Menschen sie oft nicht richtig ausführen und durch ihre Bewegung Spannung verlieren, sodass der Bauch nicht wirklich hart arbeitet. Ihre Bauchmuskeln arbeiten am härtesten, wenn Sie Rücken und Schultern vom Boden heben. Danach beginnen die Rücken- und Hüftmuskulatur zu arbeiten, damit Sie Ihre Bewegung beenden können. Um dies zu vermeiden, versuchen Sie die halb Sit-ups.

1. Legen Sie sich dazu auf die Trainingsmatte auf dem Rücken. Stellen Sie Ihre Füße unter ein Möbelstück, wenn Sie müssen, oder beugen Sie die Knie und halten Sie Ihre Füße flach auf dem Boden.
2. Legen Sie Ihre Hände hinter Ihren Kopf oder kreuzen Sie Ihre Arme unter Ihrem Nacken und heben Sie Ihren Oberkörper um nur wenige Zentimeter an.
3. Sie sollten jetzt spüren, wie sich Ihre Bauchmuskeln anspannen. Halten Sie für ein paar Sekunden die Position und kehren Sie dann zur Matte zurück. Wiederholen Sie diese Bewegung, aber arbeiten Sie langsam, sodass Sie wirklich fokussiert arbeiten und die Bauchmuskeln herausfordern.

Heben Sie Ihren Oberkörper nicht mehr als ein paar Zentimeter vom Boden ab und benutzen Sie nicht Ihre Rückenmuskulatur, um sich in Position zu halten. Sie wollen sich auch nicht in dieser Position krümmen, sondern den Körper direkt von der Matte heben. Curling wird die Rückenmuskulatur arbeiten lassen, aber wenn Sie Ihren Oberkörper gerade halten, treten die Bauchmuskeln ein, um Sie zu unterstützen. Da diese Bewegung die Bauchmuskeln angespannt und gebeugt hält, zielen sie vollständig auf diese Muskeln, sodass Sie ein besseres Training als mit Crunches und Sit-ups bekommen.

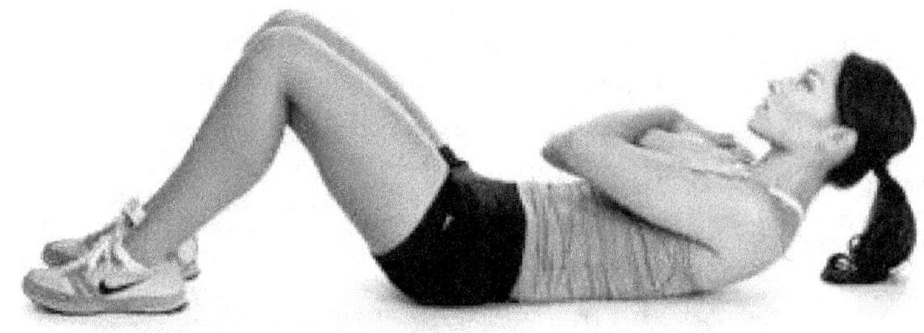

Tipp 14: Reverse Sit-Ups

Die Bauchmuskeln können trainiert werden, wenn Sie sitzen, aber sie arbeiten auch hart, um Ihren Körper zu stützen, wenn Sie sich aus einer sitzenden Position zurücklehnen. Um die Muskeln auf diese Weise wirklich herauszufordern, versuchen Sie umgekehrte Sit-ups.

1. Um diese Übung durchzuführen, setzten Sie sich auf die Matte und beugen die Knie, die Füße flach auf dem Boden.
2. Halten Sie die Hände vor sich verschränkt. Spannen Sie die Bauchmuskeln an, während Sie sich langsam wieder auf die Matte legen und fühlen Sie, wie diese Muskeln kämpfen, um Sie ausgeglichen und stark zu halten.
3. Machen Sie es so, als würden Sie gegen den Körper kämpfen, während Sie sich auf die Matte legen, wobei die Bauchmuskeln arbeiten werden, um Sie aufrecht zu halten, während Sie daran arbeiten, sich wieder von der Matte weg zu drücken.
4. Gehen Sie langsam durch diese Bewegung des Zurücklehnens auf die Matte und Ihre Bauchmuskeln arbeiten stärker, damit Ihr Körper nicht zusammenbricht. Versuchen Sie, still zu halten und nicht zu wackeln, gehen Sie aus dieser aufrechten Position flüssig und langsam zurück zur Matte.

Denken Sie daran, die Bauchmuskeln anzuspannen und den Rücken entspannt zu halten, damit die Rückenmuskulatur überhaupt nicht hilft! Sie wollen auch nicht die Beinmuskeln anspannen, da sie auch etwas Gewicht und Anstrengung verteilen, und Sie werden nicht das effektive Bauchtraining bekommen. Wenn Sie es richtig gemacht haben, werden Sie spüren, wie die Bauchmuskeln extra hart arbeiten, um die Bewegung zu bekämpfen, und dies wird Ihnen helfen, sie straff und fest zu halten, besser als ein normales schnelles Sit-Up.

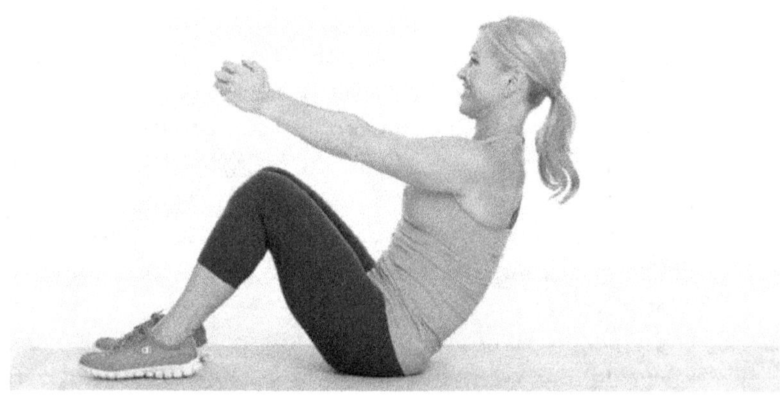

Tipp 15: Reverse Crunch

Eine Variation eines umgekehrten Sit-Ups ist das umgekehrte Crunch. Diese Übung wird ohne einen Stuhl oder einem Sofa gemacht, um Ihre Beine zu halten, aber es ist sehr herausfordernd und kann die Bauchmuskeln schneller aufbauen als die Standard-Crunches.

1. Um die Übung auszuführen, liegen Sie auf dem Rücken auf Ihrer Matte, die Hände hinter Ihrem Kopf oder an Ihren Seiten verschränkt.
2. Heben Sie Ihre Beine an, sodass sie geradeaus in der Luft sind, die Füße zusammen und Ihr Körper einen 90-Grad-Winkel bildet.
3. Als nächstes beugen Sie die Knie leicht, sodass Sie sie zu sich ziehen können. Dann halten Sie mit den Bauchmuskeln Ihren Oberkörper auf der Matte, aber ziehen Sie Ihr hinteres Ende und die Hüften vom Boden, sodass Ihre Knie sich noch mehr auf Sie zu bewegen, Ihre Füße sind immer noch in die Luft gerichtet. Ziehen Sie Ihre Beine nicht zu nahe an Ihrem Körper an, sondern heben Sie nur den Rücken und die Hüften an, sodass sich Ihr Körper leicht zusammenrollt.
4. Wiederholen Sie diese Bewegung langsam und fließend mit den Bauchmuskeln, um Ihre Füße und Beine zu kontrollieren und heben Sie Ihre Hüften von der Matte. Schwingen Sie die Beine nicht hin und her, da dieser Schwung etwas von der Arbeit wegnimmt, die Ihre Bauchmuskeln tun müssen.

5. Konzentrieren Sie sich auf das Anspannen der Bauchmuskeln, um die Beine in Position zu bringen und dann wieder flach auf die Matte zu liegen. Sie möchten auch nicht Ihre Schultern und Ihren Nacken anspannen, da dies zu Muskelzerrungen und Schmerzen führen kann. Isolieren Sie die Bauchmuskeln für diese Bewegung und Sie werden sie effektiver als Standard-Crunches finden.

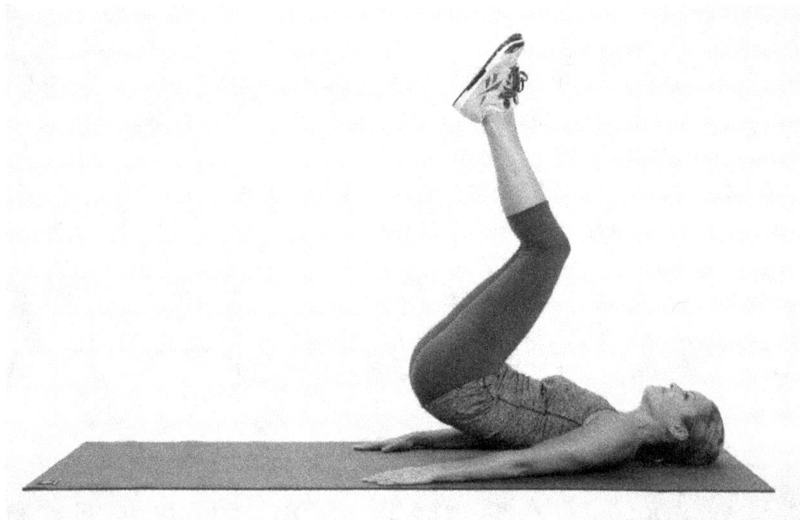

Tipp 16: V-Crunch

Eine weitere Übung, die einem Crunch ähnelt, aber viel effektiver beim gezielten Trainieren des Bauches ist, ist der V-Crunch. Diese Bewegung kann den Bauch straffen und formen und sogar die Rückenmuskulatur verlängern und dehnen.

1. Um einen V-Crunch zu machen, legen Sie sich auf den Rücken und heben dann die Beine in die Luft, gerade nach oben, sodass der Körper einen 90-Grad-Winkel bildet. Halten Sie Ihre Füße zusammen.
2. Ihre Hände werden bei dieser Übung nicht hinter dem Kopf verschränkt.
3. Halten Sie die Hüften und den Po auf der Matte, heben Sie den Oberkörper und strecken die Arme vor sich, als würden Sie versuchen, Ihre Zehen zu berühren. Ziehe Sie nicht die Beine zurück.

Diese Bewegung zielt besser auf die Bauchmuskeln ab, als bei den normalen Crunches. Wenn Sie Ihre Beine in der Luft halten, werden die Bauchmuskeln härter arbeiten, als wenn Sie Ihre Füße unter einem Möbelstück abstützten würden. Stellen Sie sicher, dass Sie die Bauchmuskeln anspannen, sodass Sie wirklich hart arbeiten und sich nicht mit dem Rücken heben. Den Körper in die richtige Position bringen und dann wieder nach unten krümmen und die ganze Zeit über die Bauchmuskeln anspannen. Wippen Sie nicht oder bewegen Sie sich nicht zu schnell, da eine langsame und stetige Bewegung der beste Weg ist, die Bauchmuskeln herauszufordern.

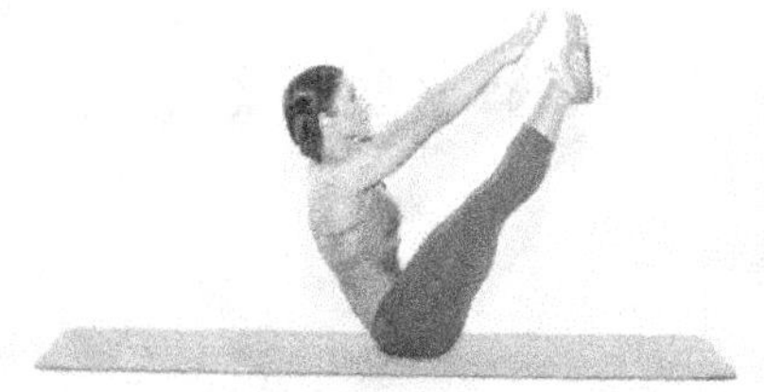

<u>Tipp 17: Planke</u>

Eine Planke kann sehr einfach aussehen, aber es ist wirklich sehr anstrengend für den gesamten mittleren Bereich des Köpers. Es kann auch helfen, die Beinmuskeln und den Rücken zu straffen und zu formen.

1. Legen Sie sich auf den Bauch.
2. Legen Sie Ihre Ellbogen und Unterarme auf die Matte und heben Sie sich auf, sodass Ihre Ellbogen, Unterarme und Zehen die einzigen Teile von Ihnen auf der Matte sind.
3. Halten Sie Ihren Körper gerade und gestreckt. Während Sie dies tun, dürfen Sie nicht einbrechen oder den Rücken rund machen. Wenn Sie spüren, wie der Rücken zusammenbricht oder sich verbiegt, schieben Sie Ihre Füße zurück oder Ihre Arme etwas nach vorne, sodass sich Ihr Körper in einer langen geraden Linie befindet.
4. Halten Sie auch Ihren Kopf in einer geraden Linie, schauen Sie auf den Boden, da dies die Nackenmuskulatur entlastet.
5. Spannen Sie die Bauchmuskeln an, damit sie hart arbeiten, um Sie in dieser Position zu halten.
6. Weil die Ellbogen und Zehen die einzigen Körperteile sind, die Ihr Körpergewicht halten, werden die Bauchmuskeln alles versuchen, Sie zu halten. Halten Sie diese Position so lange wie möglich, bevor Sie zur Matte zurückkehren, um sich auszuruhen. Anschließend wiederholen Sie die Übung.

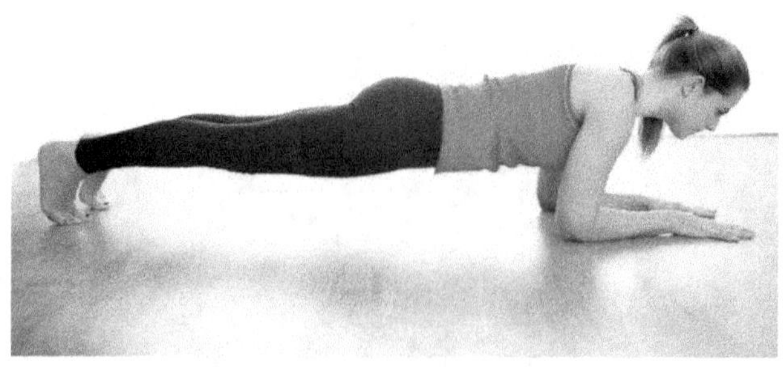

<u>Tipp 18: Crunchen am Ball</u>

Ein Übungsball gibt Ihnen eine Reihe von Möglichkeiten, Ihre Bauchmuskeln zu trainieren. Die Bauchmuskeln werden effektiver trainiert, wenn Sie einen Gymnastikball benutzen, da Ihre Muskeln hart arbeiten, um Sie auf dem Ball aufrecht zu halten. Die gleiche Übung, die Sie auf dem Boden gemacht haben, kann an Schwierigkeit dazu gewinnen, indem Sie einfach einen Gymnastikball nehmen!

1. Setzen Sie sich an den Rand des Balles, die Füße flach auf dem Boden, die Beine etwas breiter als die Schulterbreite, die Finger hinter dem Kopf verschränkt.
2. Beginnen Sie, indem Sie sich auf den Ball zurücklehnen und dann in einem sitzenden Crunch vorwärtsbewegen. Stellen Sie sicher, dass Sie die Bauchmuskeln anspannen, sodass der Rücken nicht überlastet wird, und halten Sie Ihre Füße auf dem Boden, damit der Ball nicht hinter Ihnen herausrollt oder mit Ihnen rollt.
3. Halten Sie den Oberkörper gerade, damit die Bauchmuskeln die Arbeit machen. Schaukeln Sie nicht hin und her, sondern führen Sie die Übung langsam und in einer fließenden Bewegung aus, sodass die Bauchmuskeln immer angespannt sind.

Sie müssen diese Übung vielleicht ein paar Mal versuchen, damit Sie ausgeglichen bleiben und sich daran gewöhnen.

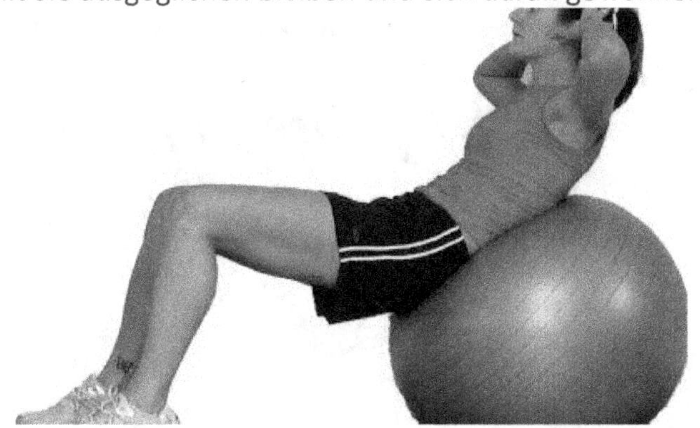

Tipp 19: Ball rollen

Diese Übung ist etwas schwieriger als die anderen, aber sie ist gut für die Ausrichtung der Bauchmuskeln und macht sie gestrafft und fest.

1. Um in die richtige Position zu kommen, legen Sie sich auf den Ball mittig unter dem Bauch, die Füße flach auf dem Boden.
2. Rollen Sie Ihren Körper vorwärts auf den Ball, sodass Sie den Boden mit Ihren Händen vor sich erreichen können, Ihre Handflächen flach auf dem Boden, und bringen Sie Ihre Beine auf den Ball.
3. Gehen Sie entweder mit beiden Händen vorwärts oder, wenn Ihre Bauchmuskeln bereits so weit entwickelt sind, dass Sie den Übungsball bewegen können, bewegen Sie sich rückwärts mit den Beinen. Heben Sie nicht Ihre Hände, da sie auf dem Boden bleiben müssen, während Sie diese Bewegung ausführen.
4. Sobald Sie in dieser Position sind, halten Sie Ihre Hände flach auf dem Boden, benutzen Sie Ihre Beine, um den Ball vorwärts zu rollen.Die Bauchmuskeln werden arbeiten, um Sie ausgeglichen und sicher zu halten, während Sie den Ball mit den Knöcheln hin und her bewegen. Seien Sie sehr vorsichtig, da Sie leicht vom Ball herunterfallen können. Wenn Sie jedoch es einmal gelernt haben, wie es für Sie funktioniert, werden Sie spüren, wie Ihre Bauchmuskeln, Beine und Rückseite hart arbeiten.

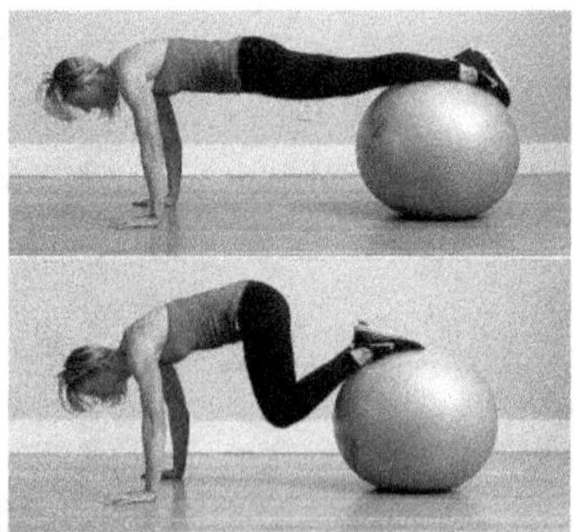

Tipp 20: Hantel Front Squat

Kniebeugen sollen die Rückseite einschließlich den Po, die Schenkel und der oberen Beine aufbauen. Wenn Sie eine Kniebeuge ausführen, drücken Sie mit den Muskeln in den Beinen und mit den Gesäßmuskeln nach oben. Wenn Sie auf die Schultern ein Gewicht aufladen, entweder als freie Gewichte, die Sie in Ihren Händen halten, oder als Kurzhantel, die Sie hinter Ihrem Nacken und auf Ihren Schultern halten, kann dies eine größere Herausforderung darstellen. Während Standard-Kniebeugen dazu gedacht sind, die Rückseite zu trainieren, werden bei den Front Squats die Bauchmuskeln sowie die Gesäßmuskeln und die Beine trainiert.

1. Benutzen Sie eine Kurzhantel mit oder ohne Gewichte und halten Sie es vor Ihren Schultern, balanciert über dem oberen Teil der Brust, unter dem Nacken.
2. Machen Sie jetzt eine gerade Beuge nach unten bis Sie einen 90-Grad-Winkel erreichen.
3. Halten Sie sich ein paar Sekunden und drücken sich dann wieder nach oben.
4. Achten Sie bei Kurzhanteln darauf, dass Sie Ihren Rücken gerade halten, nicht nach vorne gebeugt und sie nicht mit dem Rücken angehoben werden. Sie müssen mit den Beinen und dem Rücken nach oben drücken und die Fersen statt die Zehen benutzten.

Wenn Sie eine Kniebeuge machen, spannen Sie Ihre Bauchmuskeln an. Spüren Sie, wie der Bauch arbeitet, um den Körper in Position zu bringen. Dies wird Ihre gesamte Mittelzone und Rückseite für einen schlanken, wohl geformten Look trainieren.

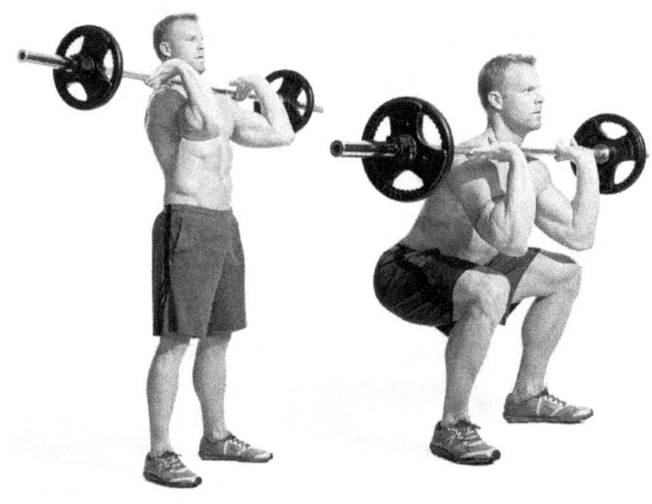

Tipp 21: Knieheben

Kienheben ist wie Crunches, aber sie können leichter für diejenigen mit Rückenproblemen sein. In dieser Übung crunchen Sie mit dem unteren Körper und nicht mit dem Oberkörper.

1. Legen Sie sich auf den Boden, Beine direkt vor sich, Füße zusammen.
2. Crunchen Sie nach vorne, sodass Ihr Rücken einen 45-Grad-Winkel bildet, und legen Sie Ihre Hände hinter den Kopf, um sich selbst zu unterstützen.
3. Ziehen Sie die Beine von der Matte hoch und beugen gleichzeitig die Knie nach außen. Halten Sie Ihre Füße zusammen und berühren Sie sich an den Seiten, aber lassen Sie Ihre Knie leicht nach außen fallen, bis sie nur schulterbreit auseinander sind.

Beachten Sie, dass Ihre Füße auch angehoben werden sollten. Sie werden spüren, dass Ihre Bauchmuskeln arbeiten, um Sie ausgeglichen und aufrecht zu halten. Sie können Ihre Beine in dieser Position für einige Sekunden halten, Ihre Knie nach außen und Füße zusammen, um das Level zu erhöhen. Schieben Sie die Beine nach unten, bringen Sie die Knie wieder zusammen und wiederholen die Übung.

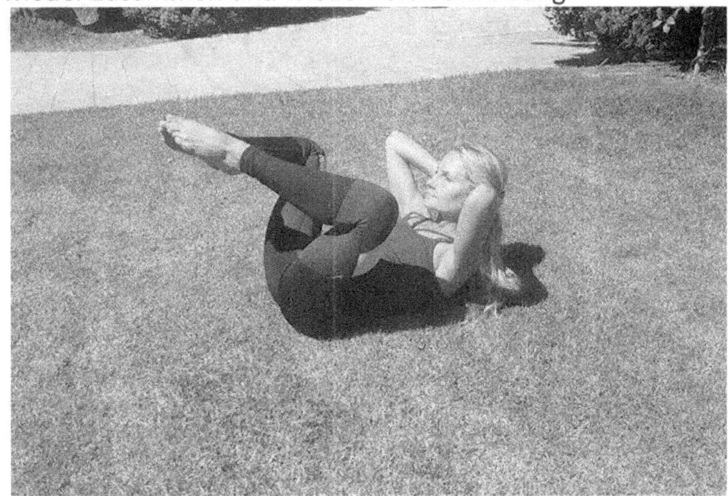

Tipp 22: Hängendes Knieheben

Eine Variante des Kniehebens, die herausfordernder ist und die etwas mehr Ausrüstung erfordert, ist hängendes Knieheben. Sie brauchen eine Klimmzugstange für diese Übung.

1. Hängen Sie sich an die Stange.
2. Ziehen Sie jetzt die Beine an, entweder bis zur Hüfte oder die Knie zur Brust und halten es für paar Sekunden. Hier können Sie auch die Beine direkt vor sich ausstrecken. Beide Positionen sind sehr anspruchsvoll und erfordern, dass die Bauchmuskeln Ihren Körper aufrecht halten.

Diese Übung ist schwieriger, als Sie vielleicht angenommen haben und erfordert ein wenig Übung, um die Beine nach oben oder vor sich ziehen zu können. Und Sie brauchen genug Armkraft, um sich an der Stange hängen zu lassen. Im Fitnessstudio finden Sie möglicherweise ein Gerät, das eher wie ein Ständer als eine Klimmzugstange funktioniert. Dieser Stand wird auf beiden Seiten Balken haben, auf denen Sie Ihre Arme abstützen können. Sie steigen auf den Ständer, legen die Füße auf eine Stufe und die Arme auf die Gitterstäbe, und dann heben Sie die Beine an zur Brust oder vor sich. Wenn Sie das hängendes Knieheben an der Stange als zu schwierig empfinden, probieren Sie diese Ausrüstung zuerst aus, bis Sie genug Kraft und Koordination entwickelt haben, um sich an der Stange lange genug fest zu halten.

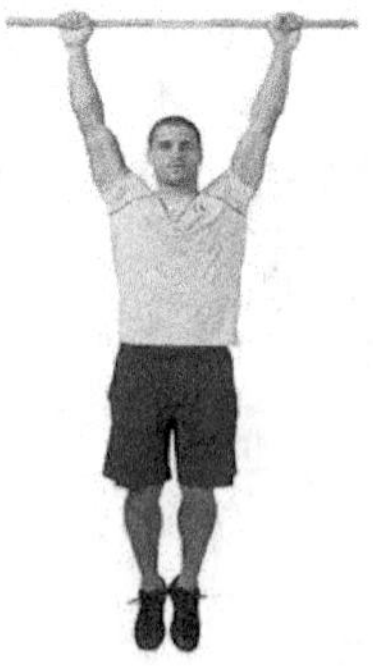 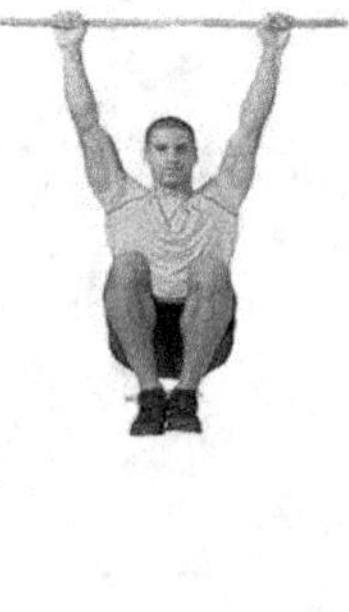

Tipp 23: Seitenbeugen für den Bauch

Um einen schönen Bauch zu bekommen, sollten Sie auch die seitlichen Bauchmuskeln trainieren. Diese Übung sorgt dafür, dass Sie eine schmale Taille bekommen, die gewünschte Sanduhrform. Dies Übung sieht einfach aus und es ist sicherlich auch leicht zu machen, aber es ist auch eine große Herausforderung für Ihre Bauchmuskeln.

1. Um Seitenbeugen zu machen, stehen Sie gerade, die Beine nur schulterbreit auseinander.
2. Halten Sie in jeder Hand ein freies Gewicht. Die Menge an Gewicht sollte herausfordernd aber überschaubar sein.
3. Nun geigen Sie Ihren Körper langsam nach links, soweit Sie können.
4. Halten Sie dabei das Gewicht nah an Ihren Körper.
5. Kehren Sie jetzt in die Ausgangsposition zurück und wiederholen es auf der rechten Seite.

Gehen Sie sehr langsam vor und hüpfen oder wippen Sie nicht auf und ab, sondern lassen Sie die Muskeln langsam und effektiv durch die Bewegung arbeiten.

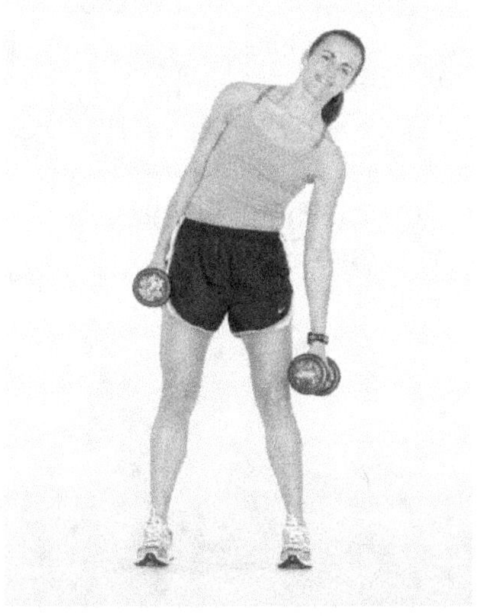

Tipp 24: Russischer Twist

Eine weitere Übung, die die Seiten der Taille bearbeitet, aber ein wenig herausfordernder ist, nennt man „Russischer Twist". Für diese Übung brauchen Sie einen Medizinball, also einen gewichteten Ball in der Größe eines Volleyballs. Stellen Sie sicher, dass es ein gewichteter Ball ist. Ein Basketball oder Volleyball wird nicht funktionieren.

1. Setzen Sie sich auf den Boden, Beine geradeaus, Füße zusammen.
2. Halten Sie den Ball in Ihren Händen und heben Sie dann Ihre Füße vom Boden hoch, die Knie leicht gebeugt.
3. Nun drehen Sie sich um die Hüfte, halten den Ball vor sich und berühren dann den Boden an einer Seite von sich.
4. Jetzt drehen Sie sich auf die andere Seite und wiederholen das Ganze. Achten Sie darauf, dass Sie sich sanft drehen und nicht durch die Bewegung hin und her springen oder pulsieren, da dies nur die Muskeln reizt. Ihre Bauchmuskeln werden hart arbeiten, um Ihre Beine zu balancieren. Die seitlichen Muskeln werden ebenfalls trainiert! Für eine sehr anspruchsvolle Variante machen Sie diese Bewegung mit einem Freund, Rücken an Rücken sitzend. Wenn Sie sich zur Seite drehen, dreht sich Ihr Freund auch zur Seite und Sie geben ihm den Ball. Wiederholen Sie diese Drehung für eine Zählung von acht oder zehn und beginnen Sie dann auf der anderen Seite. Sie müssen sich tiefer drehen, um die Hände Ihres Freundes zu erreichen, dadurch wird die Übung sehr effektiv für die Bauchmuskeln.

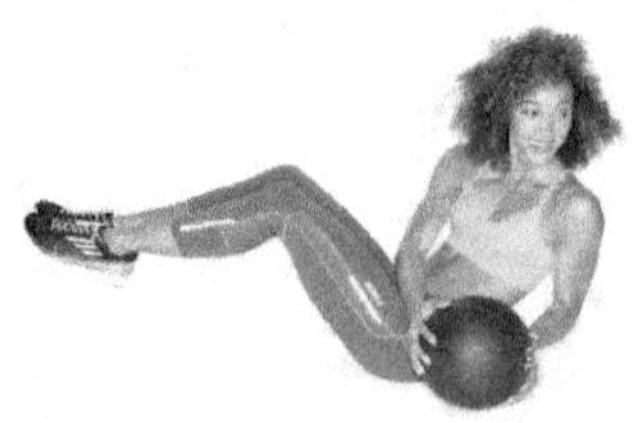

Tipp 25: Fahrrad Crunch

Mit dem „Fahrrad Crunch" werden die kompletten Bauchmuskeln trainiert.

Es hilft auch, die Durchblutung in Gang zu bringen und Ihre Beinmuskeln für eine bessere Körperhaltung und bessere Gesamtkraft zu dehnen.

1. Um diese Bewegung auszuführen, legen Sie sich mit ausgestreckten Beinen, Hände hinter dem Kopf verschränkt, auf die Matte.
2. Heben Sie den Oberkörper halb, nicht höher als einen 45-Grad-Winkel, dann heben Sie auch beide Beine an, sodass die Füße nur leicht vom Boden entfernt sind.
3. Ziehen Sie das linkes Knie nah an die Brust und drehe es, sodass Sie dieses Knie mit dem rechten Ellenbogen berühren.
4. Führen Sie die Übung in einer fließenden Bewegung aus, ohne Ihren Rücken oder Ihre Beine auf die Matte zu senken, das linke Bein gerade und biegen Sie das rechte Knie ein, indem Sie sich in diese Richtung drehen, sodass Ihr linker Ellbogen das rechte Knie berührt.

Sie sollten Ihre Beine in einer etwas kreisförmigen Bewegung bewegen, wie beim Fahrradfahren. Wippen Sie Ihren Oberkörper nicht vor und zurück, sondern halten Sie ihn an einer Stelle und drehen Sie ihn sehr sanft, während Sie mit dem gegenüberliegenden Ellbogen jedes Knie berühren. Ihre Bauchmuskeln werden hart arbeiten, um Sie in Position zu halten und die Beine in Bewegung zu halten.

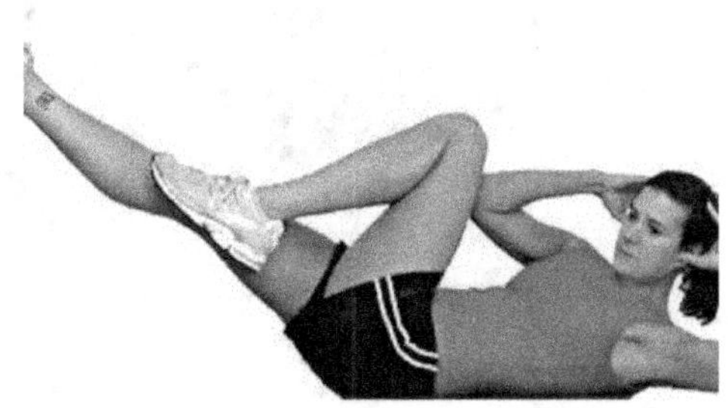

Tipp 26: Scherenlift

Um die Beine von Ihrer Trainingsmatte abzuheben, müssen Ihre Bauchmuskeln hart arbeiten. Wenn Sie sich flach auf dem Rücken legen, können Sie diese einfache Bewegung für eine noch größere Herausforderung modifizieren. Ein Scherenlift ist sehr effektiv und einfach.

1. Heben Sie Ihre Beine gerade genug vom Boden ab, um Ihre Bauchmuskeln zu spüren.
2. Als nächstes breiten Sie Ihre Beine leicht nach außen aus und bringen Sie sie dann wieder in die Mitte zurück, sodass sie sich kreuzen.

Wenn Sie diese Bewegung ausführen, stellen Sie sicher, dass Ihre Beine nicht höher als in einem 45-Grad-Winkel sind, sodass Ihre Bauchmuskeln Sie ruhig halten. Bewegen Sie sich langsam und stetig, damit die Muskeln hart arbeiten und Sie nicht wippen. Öffnen Sie Ihre Beine nicht zu weit, sondern nur bis hinter den Hüften. Sie können diese Bewegung variieren, indem Sie jedes Bein etwas höher heben, während Sie das andere Bein etwas gesenkt halten, sodass Sie die Scherenbewegung nach oben und unten und nicht nach links und rechts ausführen können.

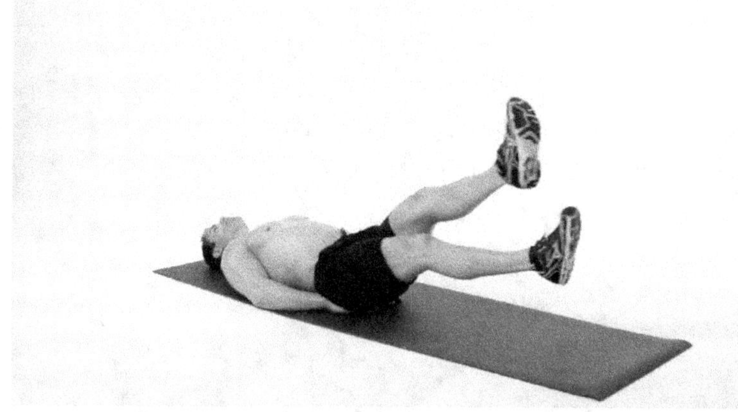

Tipp 27: Seitenplanken

Seitenplanken ist etwas schwierig, aber sehr effektiv für Ihren gesamten Bauch einschließlich des Rückens.

1. Legen Sie sich auf die Matte, den Arm unter sich.
2. Heben Sie sich auf Ihren Arm und heben Sie gleichzeitig Ihre Beine an, sodass nur Ihr Arm und ein Fuß die Matte berühren. Halten Sie Ihre Beine zusammen. Ihre Bauchmuskeln arbeiten sehr hart, um Sie in dieser Position zu unterstützen, und Sie können es für einige Sekunden halten, um ein gutes Training bekommen.

Wenn Sie eine Herausforderung hinzufügen möchten, verwenden Sie ein freies Gewicht in Ihrer offenen Hand und heben Sie es direkt vor Ihnen an. Ziehen Sie die Bauchmuskeln ein, damit sie gebeugt und angespannt bleiben. Sie können das Gewicht auch in die Luft heben und an die Decke richten. Dies wird Ihr Gleichgewicht herausfordern und helfen, Ihre Mitte zu straffen und zu festigen.

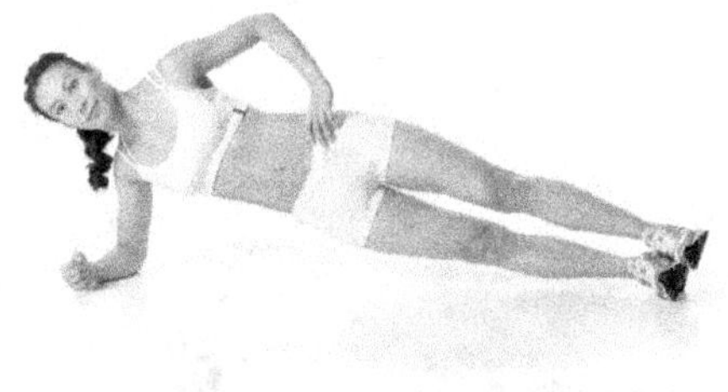

<u>Tipp 28: Vorwärtsbiegungen</u>

Diese Übung kann helfen, die Bauchmuskeln zu trainieren und den Rücken und die Hüften zu strecken, wodurch ein schlankes und straffes Aussehen sowie eine starke Mittelsektion entstehen. Die Bauchmuskeln werden Sie unterstützen, während Sie sich vorwärtsbewegen, aber vor allem, wenn Sie sich aufrichten.

1. Um diese einfache aber herausfordernde Bewegung auszuführen, stehen Sie mit Ihren Füßen ein wenig breiter als schulterbreit auseinander, Arme ausgestreckt zu Ihren Seiten, sodass Ihr Körper eine T-Form bildet.
2. Als nächstes drehen Sie sich um die Taille und beugen Sie sich nach rechts, sodass Sie mit der linken Hand den Boden berühren, der gerade außerhalb Ihres rechten Fußes liegt. Beugen Sie nicht die Arme oder das Knie, sondern lassen Sie die Bauchmuskeln die ganze Arbeit machen.
3. Stehen Sie auf und wiederholen es auf der gegenüberliegenden Seite.

Achten Sie dabei sehr genau auf Ihre Haltung, denn wenn Sie den Rücken gerade halten, wird sichergestellt, dass die Bauchmuskeln die Arbeit machen und Sie Ihre Rückenmuskulatur nicht belasten.

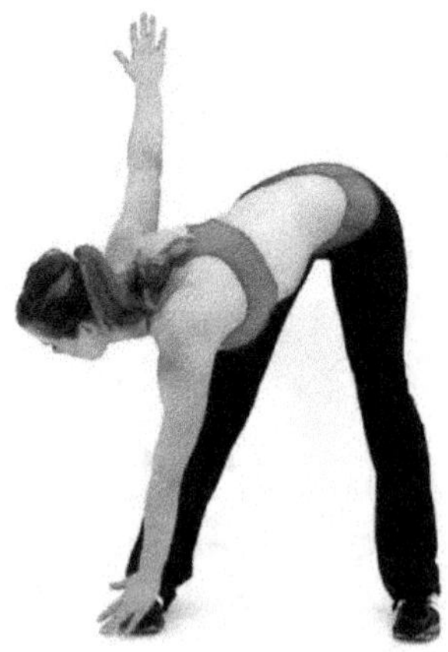

Tipp 29: Gummibänder-Training

Trainieren mit Gummibändern kann Ihnen zusätzlichen Widerstand geben, sodass Sie Ihre Bauchmuskeln trainieren können und einen schlanken Look bekommen. Bänder sind leicht mitzunehmen, wenn Sie unterwegs sind und können einfach verstaut werden. Sie sind also eine gute Wahl, um unterwegs fit zu bleiben und für diejenigen, die in einer Wohnung oder einem kleinen Haus leben und keinen Platz für übergroße Ausrüstungen oder freie Gewichte haben. Für das effektivste Bauchmuskeltraining mit Bändern, wählen Sie eins mit dem höchsten Widerstand aus.

1. Haken Sie sie an einen Türknauf oder etwas anderes, das Sie sicher hält. Halten Sie die Bänder, wenn Sie in Position gehen, um Sit-ups oder Crunches zu machen, und ziehen Sie an den Bändern, während Sie sich bewegen. Dieser Widerstand, den die Bänder bieten, wird helfen, die Bauchmuskeln zu formen.

2. Gehen Sie sehr langsam mit der Bewegung und drehen Sie sich nicht zu weit, da Sie den Widerstand nicht verlieren möchten, sondern Ihre Bauchmuskeln durchgängig angespannt halten wollen, um sich ein gutes Training zu ermöglichen.

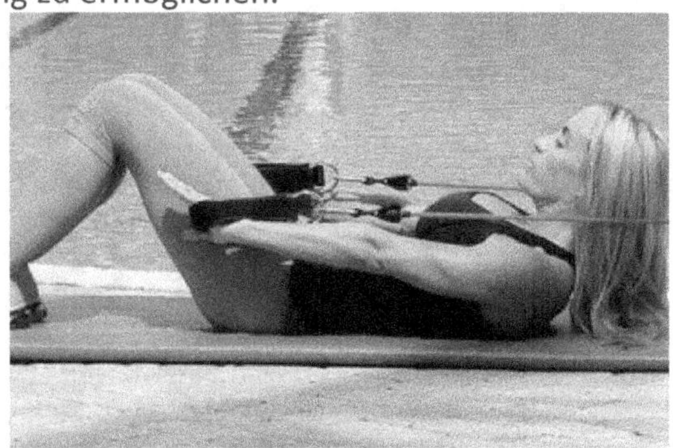

Tipp 30: Die Hundert

Die Hundert ist eine weitere beliebte Pilates-Übung. Sie straffen und formen Ihre Bauchmuskeln und den Bauchbereich, indem Sie sicherstellen, dass Sie eine Position lang genug halten können. Es klingt vielleicht einfach, aber es ist wirklich sehr herausfordernd.

1. Legen Sie sich auf den Rücken, die Beine im 45-Grad-Winkel angehoben, die Arme an den Seiten.
2. Heben Sie Ihren Oberkörper nach vorne, halten Sie ihn gerade, sodass Ihre Schultern gerade so über dem Boden sind. Sie werden spüren, dass Ihre Bauchmuskeln sich anspannen, um diese Position zu halten. Heben Sie sich nicht so weit, dass Sie den Widerstand in den Bauchmuskeln verlieren, sondern dass Sie nur ein paar Zentimeter über dem Boden bleiben.
3. Während Sie in dieser Position bleiben, bewegen Sie die Arme nur leicht nach oben und unten, machen Sie dies einhundert Mal.

Die Arme sollten nicht viel höher als der Körper sein, da Sie nur die Arme vom Boden fernhalten sollen. Wenn diese Übung zu herausfordernd erscheint, legen Sie die Beine hoch, die Knie gebeugt, die Füße flach auf dem Boden, da dies den Druck von den Bauchmuskeln verringert. Rollen Sie Ihren Oberkörper sanft zurück auf die Matte und ruhen Sie sich aus, bevor Sie die Übung wiedeholen!

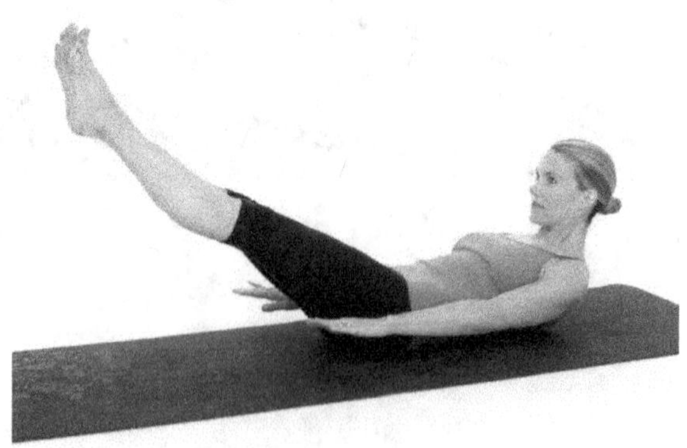

Tipp 31: Reverse Sit-Ups

Für ein sehr anspruchsvolles Training für die Bauchmuskeln sollten Sie unbedingt die umgekehrten Sit-Up machen. Diese Bewegung bewirkt, dass Ihr Körper sehr hart arbeitet, um Sie davor zu bewahren, nach hinten zu fallen, und es ist eine großartige Übung, um Fett zu verbrennen und Ihre Mitte zu formen.

1. Beginnen Sie damit, auf Ihrer Trainingsmatte zu sitzen, die Beine vor sich, die Füße nur leicht auseinander gestellt.
2. Verschränken Sie die Hände hinter dem Kopf.
3. Lehnen Sie sich zurück, indem Sie sich an den Hüften beugen und bewegen Sie sich dann weiter nach hinten, bis Ihr Oberkörper schließlich auf der Matte ist und Sie sich vollständig zurücklehnen.
4. Beugen Sie nicht den Rücken, sondern halten Sie Ihren Oberkörper gerade. Ihre Bauchmuskeln werden während der ganzen Bewegung hart arbeiten, um Sie aufrecht und ausgeglichen zu halten.
5. Da diese Bewegung am besten funktioniert, wenn Sie sich rückwärts und nicht vorwärtsbewegen, können Sie sich selbst wieder in eine sitzende Position bringen, indem Sie sich mit den Händen vom Boden aufdrücken. Legen Sie die Hände hinter Ihren Kopf zurück, wenn Sie bereit sind, die Bewegung zu wiederholen, und bewegen Sie sich langsam, sodass Sie die Bauchmuskeln in Bewegung halten.

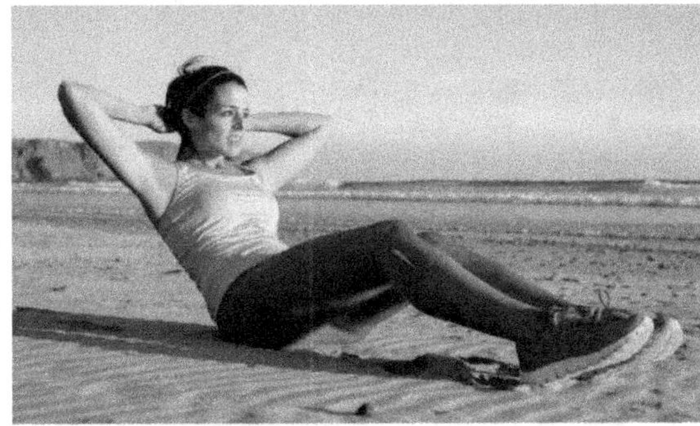

Fazit

Nun kennen Sie die Übungen, die Sie mache müssen, um Ihr Bauchfett zu verbrennen und Ihren Bauch und Ihre Mitte zu formen. Doch das alles bringt Ihnen nichts, wenn Ihre Ernährung nicht stimmt. Ich habe Ihnen in diesem Buch teilweise auch erklärt, wie Ihre Ernährung aussehen muss. Doch um die besten Ergebnisse zu bekommen, müssen Sie eine Diät machen oder besser gesagt eine neue Ernährungsweise annehmen. Um dies für Sie zu ermöglichen, haben wir von der „Health & Fitness Acamedy" eine zusammen Arbeit mit Cathrine Brahms arrangiert. Wir schenken Ihnen nun ein Buch, das Sie sehr erfolgreich machen wird. Dieses Buch wird Sie garantiert an Ihr Ziel bringen. Sie bekommen sogar noch ein drittes Buch dazu, in dem es Rezepte zum nach Ausprobieren gibt. Wenn Sie dieses Buch genossen haben und Ihre positiven Gedanken teilen möchten, könnten Sie sich bitte 30 Sekunden Ihrer Zeit nehmen und mir auf Amazon eine Rezension schreiben. Ich freue mich sehr über Ihre Bewertungen, weil es mir hilft, meine harte Arbeit zu teilen! Nochmals vielen Dank und ich wünsche Ihnen alles Gute!

Human Health
1. Auflage
Alle Rechte vorbehalten
. Nachdruck, auch auszugsweise, verboten
Kein Teil dieses Werkes darf ohne schriftlich Genehmigung des Autors in irgendeiner
Form reproduziert, vervielfältigt oder verbreitet werden.
Kontakt: Onur Kizilarslan Sudetenstrasse 50 76187 Karlsruhe
Covergestaltung: Fiver
Coverfoto: depositphotos.com

Low Carb Frühstücks-Rezepte

Das Frühstück gilt als wichtigste Mahlzeit des Tages, und natürlich ist es wichtig, dass Sie nicht mit knurrendem Bauch zur Arbeit fahren. Diese Rezepte lassen sich schnell zubereiten, falls Sie morgens noch nicht viel Appetit haben, können Sie diese Gerichte auch bequem als Jause mit zur Arbeit nehmen.

Knuspriges Käse Omelette

Kalorien: 248,1 kcal | Eiweiß: 22,2 Gramm | Fett: 17,3 Gramm | Kohlenhydrate: 0,9 Gramm

Zubereitungszeit: 10 Minuten

Zutaten für eine Portion:

1 EL Parmesan fein gerieben | 2 Eier | 2 Scheiben Gouda | Pfeffer | Thymian gerebelt

Zubereitung:

1. Den Parmesan in einer beschichteten Pfanne ohne Öl verteilen und leicht schmelzen lassen.
2. In der Zwischenzeit die Eier verquirlen und mit Pfeffer und Thymian würzen.
3. Die gewürzten Eier nun langsam über den geschmolzenen Parmesan gießen.
4. Nun den Gouda darauf verteilen und das Ei stocken lassen.
5. Mit einer Eispachtel das Omelette vorsichtig zusammenklappen ohne Hitze für eine Minute ziehen lassen.
6. Anrichten und nach Bedarf mit frischen Kräutern bestreuen.
7. Sie sollten für das Omelette kein Salz benötigen, da Parmesan und Gouda salzig genug sind.

Cremiges Low Carb Rührei mit Räucherlachs

Kalorien: 285,7 kcal | Eiweiß: 23,2 Gramm | Fett: 20,5 Gramm | Kohlenhydrate: 2,1 Gramm

Zubereitungszeit: 8 Minuten

Zutaten für eine Portion:

2 Eier | 2 EL Sahne | Himalaya Salz | Pfeffer | 1/2 TL Dill gehackt | 50 Gramm Räucherlachs | etwas Abrieb einer unbehandelten Bio Zitrone

Zubereitung:

1. Die Eier mit der Sahne verquirlen und sparsam mit Salz und Pfeffer würzen.
2. In einer beschichteten Pfanne ohne Fett zu einem nicht zu trockenen Rührei verarbeiten.
3. Den Lachs in Streifen schneiden und unter das Rührei mengen.
4. Mit dem Abrieb der Zitrone aromatisieren und anrichten.
5. Vor dem Servieren großzügig mit Dill bestreuen.
6. Wenn Sie Dill nicht so gerne mögen können Sie auch Schnittlauch, Petersilie oder Koriander verwenden.

Pikante Low Carb Zucchini-Walnuss Muffins

Kalorien: 297,4 kcal | Eiweiß: 52,1 Gramm | Fett: 41 Gramm | Kohlenhydrate: 12,5 Gramm

Zubereitungszeit: 23 Minuten

Zutaten für 4 Muffins:

2 Eier | 4 EL Quark | 80 Gramm Mandelmehl | 1 Messerspitze Natron | 4 EL gehackte Walnüsse | 1 Zucchini fein gerieben | Himalaya Salz und Pfeffer

Zubereitung:

1. Die Eier trennen und das Eiklar mit dem Schneebesen oder Handmixer zu einem steifen Schnee schlagen.
2. Die Eidotter mit dem Quark glatt rühren und sparsam mit Salz und Pfeffer würzen.
3. Das Mandelmehl mit dem Natron, den gehackten Nüssen und der fein geriebenen Zucchini vermengen und mit dem Dotter vermischen.
4. Den Eischnee behutsam unterheben und die Teigmasse in vier Backformen füllen.
5. Die Muffins werden im Backrohr bei 180° Celsius und unter Verwendung von Ober,- und Unterhitze für 15 Minuten gebacken.

Ofen-Eier mit Oregano Tomaten

Kalorien: 204,6 kcal | Eiweiß: 13,4 Gramm | Fett: 15,8 Gramm | Kohlenhydrate: 2,2 Gramm

Zubereitungszeit: 9 Minuten

Zutaten für eine Portion:

2 Eier | 1 Tomate | Oregano frisch oder getrocknet | Himalaya Salz und Pfeffer | 1/2 TL Olivenöl

Zubereitung:

1. Die Tomate in Scheiben schneiden und in eine kleine Auflaufform schichten.
2. Mit Salz, Pfeffer und Oregano würzen und mit dem Olivenöl beträufeln.
3. Die Eier darüber schlagen und das Auflauf Förmchen ins auf 200° Celsius vorgeheizte Backrohr schieben.
4. Die Eier für 6 Minuten bei Ober,- und Unterhitze backen und nach Bedarf mit frischen Kräutern bestreuen.

Low Carb Limettenquark mit Früchten

Kalorien: 172,8 kcal | Eiweiß: 17,5 Gramm | Fett: 6 Gramm | Kohlenhydrate: 12,2 Gramm

Zubereitungszeit: 6 Minuten

Zutaten für eine Portion:

150 Gramm Quark | 2 EL Sahne | Saft und Abrieb einer halben unbehandelten Bio Limette | 1 Spritzer Süßstoff oder etwas Stevia | 20 Gramm Brombeeren | 20 Gramm Himbeeren | 20 Gramm Blaubeeren | einige Minzeblätter oder Zitronenmelisse zum Dekorieren

Zubereitung:

1. Den Quark mit der Sahne glatt rühren, mit Saft und Abrieb der Limette aromatisieren und mit dem Süßstoff nach Bedarf süßen.
2. In eine Schüssel füllen und mit den Beeren bedecken.
3. Vor dem Genießen mit Minze oder Melisse garnieren.
4. Sie können den Quark auch wunderbar bereits am Vorabend zubereiten und im Kühlschrank lagern.

Chia Pudding mit Erdbeeren

Kalorien: 150 kcal | Eiweiß: 8,6 Gramm | Fett: 6,8 Gramm | Kohlenhydrate: 13,6 Gramm

Zubereitungszeit: 6 Minuten - der Pudding sollte aber unbedingt einige Stunden quellen

Zutaten für eine Portion:

150 Gramm Joghurt | 1 TL Xylit oder Stevia | 1 TL Chia Samen | einige Thymianblätter frisch | 80 Gramm Erdbeeren

Zubereitung:

1. Den Joghurt mit dem Süßstoff und den Chia Samen verrühren.
2. Mit dem Thymian aromatisieren und am besten über Nacht im Kühlschrank quellen lassen.
3. Vor dem Servieren die Erdbeeren klein schneiden und unterheben.
4. Sie können den Chia Pudding zusätzlich mit einem Spritzer Zitronensaft oder einer Prise Zimt verfeinern.

Matcha-Joghurt mit Mango

Kalorien: 145 kcal | Eiweiß: 8,9 Gramm | Fett: 4,6 Gramm | Kohlenhydrate: 17 Gramm

Zubereitungszeit: 6 Minuten

Zutaten für eine Portion:

130 Gramm Joghurt | 2 EL Frischkäse | 1 gestrichener TL Matcha Pulver | etwas Abrieb einer unbehandelten Bio Limette | 1/2 Mango

Zubereitung:

1. Das Joghurt mit dem Frischkäse glatt rühren und das Matcha Pulver mit dem Schneebesen einarbeiten, damit keine Klümpchen entstehen.
2. Die Mango schälen und in kleine Würfel schneiden.
3. Zusammen mit dem Abrieb der Limette unter das Joghurt heben. Sie könne das Joghurt bequem am Vorabend zubereiten, im Kühlschrank lagern und zum Frühstück genießen.

Low Carb Pfannkuchen mit Beerensauce

Kalorien: 343,9 kcal | Eiweiß: 33,8 Gramm | Fett: 17,9 Gramm | Kohlenhydrate: 11,9 Gramm

Zubereitungszeit: 13 Minuten

Zutaten für eine Portion:

2 Eier | 80 ml fettarme Milch | 3 EL Mandelmehl | 1 Prise Himalaya Salz | 60 Gramm Beeren-Mix frisch oder TK | 1 Spritzer Süßstoff flüssig | 40 ml Buttermilch

Zubereitung:

1. Die Eier mit der Milch verquirlen und mit dem Mandelmehl glatt rühren.
2. Vorsichtig mit einer Prise Himalaya Salz würzen.
3. Aus diesem dickflüssigen Teig in einer beschichteten Pfanne ohne Fett kleine Pfannkuchen backen.
4. Die Beeren mit der Buttermilch pürieren und mit Süßstoff süßen.
5. Die Sauce zusammen mit den Pfannkuchen anrichten.
6. Sie können die Beeren bequem mit einem Stabmixer pürieren.

Gegrillte Feigen im Speckmantel

Kalorien: 108,6 kcal | Eiweiß: 6,2 Gramm | Fett: 3 Gramm | Kohlenhydrate: 14,2 Gramm

Zubereitungszeit: 6 Minuten

Zutaten für eine Portion:

1 Feige | 4 Scheiben rohen Schinken wie Schwarzwälder Schinken | etwas Rosmarin

Zubereitung:

1. Die Feige vierteln, mit fein gehacktem Rosmarin würzen und in den Schinken wickeln.
2. In einer Grillpfanne ohne Fett von allen Seiten knusprig braten.
3. Die Feigen schmecken nicht nur zum Frühstück, sondern auch als kleiner Snack zwischendurch einfach hervorragend.

Pikanter Melonensalat mit knusprigen Speckstreifen

Kalorien: 107,2 kcal | Eiweiß: 6,4 Gramm | Fett: 6 Gramm | Kohlenhydrate: 6,9 Gramm

Zubereitungszeit: 10 Minuten

Zutaten für eine Portion:

120 Gramm Honigmelone | Saft und Abrieb einer halben, unbehandelten Bio Limette | 1 EL Zitronenmelisse fein gehackt | schwarzer Pfeffer frisch gemahlen | 2 EL Speck gewürfelt

Zubereitung:

1. Die Melone in etwa 1 cm große Würfel schneiden und mit dem Saft und Abrieb der Limette marinieren.
2. Die Zitronenmelisse und den gemahlenen Pfeffer untermengen.
3. Den Speck in einer beschichteten Pfanne ohne Fett knusprig braten, kurz auskühlen lassen und unter die Melone mengen.
4. Zum Melonensalat schmeckt eine Scheibe Eiweißbrot hervorragend, die Sie zusammen mit dem Speck in der beschichteten Pfanne rösten können.
5. Dadurch nimmt das Brot die würzigen Aromen des Specks auf.

Low Carb Frischkäse-Pfannküchlein

Kalorien: 337,9 kcal | Eiweiß: 32,8 Gramm | Fett: 20,3 Gramm | Kohlenhydrate: 6,6 Gramm

Zubereitungszeit: 11 Minuten

Zutaten für eine Portion:

50 Gramm Frischkäse | 2 EL fettarme Milch | 2 Eier | 4 EL Mandelmehl oder Kokosmehl | 1 Messerspitze Backpulver | etwas Vanille Aroma | 1 Prise Himalaya Salz | etwas Süßstoff, Stevia oder Xylit | 1 TL Butter

Zubereitung:

1. Den Frischkäse mit der Milch glatt rühren.
2. Die Eier verquirlen und einrühren.
3. Mit dem Schneebesen das Mandelmehl und das Backpulver einarbeiten und mit Vanille, Salz und Süßstoff abschmecken.
4. Den Teig in einer Pfanne mit geschmolzener, heißer Butter zu kleinen Pfannküchlein backen. Diese von beiden Seiten für etwa 1,5 Minuten goldbraun backen.

Erdbeer-Quark mit Kokos

Kalorien: 298,8 kcal | Eiweiß: 21,5 Gramm | Fett: 20,4 Gramm | Kohlenhydrate: 7,3 Gramm

Zubereitungszeit: 8 Minuten

Zutaten für eine Portion:

100 Gramm Quark | 50 ml Kokosmilch | Saft einer halben Bio Limette | etwas Süßstoff oder Stevia | 2 EL Kokosraspeln geröstet | 60 Gramm Erdbeeren

Zubereitung:

1. Den Quark mit der Kokosmilch glatt rühren und mit Limettensaft und Süßstoff abschmecken.
2. Die Erdbeeren klein schneiden und in den Quark rühren.
3. In eine Schüssel geben und mit den gerösteten Kokosraspeln bestreuen.
4. Diese Quark lässt sich herrlich am Vortag vorbereiten und im Kühlschrank lagern.
5. Sie können den Quark auch toll in einer Kunststoff-Box mit zur Arbeit nehmen.

Pikanter Low Carb Avokado-Quark mit Sojasprossen

Kalorien: 168,5 kcal | Eiweiß: 20,4 Gramm | Fett: 8,1 Gramm | Kohlenhydrate: 3,5 Gramm

Zubereitungszeit: 8 Minuten

Zutaten für eine Portion:

1/4 Avokado | 100 Gramm Quark | Himalaya Salz und Pfeffer | 1 Spritzer Zitronensaft | 10 Gramm Sojasprossen

Zubereitung:

1. Die Avokado schälen und mit der Gabel zerdrücken.
2. Mit dem Quark glatt rühren und mit Salz, Pfeffer und Zitronensaft abschmecken.
3. In eine Schüssel füllen und mit den Sprossen bestreuen.
4. Sie können zu Hause selbst bequem diverse Sprossen ziehen und sämtliche Sprossen ihrer Wahl verwenden.
5. Sprossen sind tolle Lieferanten von Vitaminen und Mineralstoffen, zudem haben sie so gut wie keine Kohlenhydrate.

Spiegeleier mit Schmelztomaten

Kalorien: 232,1 kcal | Eiweiß: 13,6 Gramm | Fett: 18,5 Gramm | Kohlenhydrate: 2,8 Gramm

Zubereitungszeit: 10 Minuten

Zutaten für eine Portion:

2 Eier | 1 Tomate | 1 Schalotte | 2 TL Olivenöl | 1/2 TL Rosmarin fein gehackt | Himalaya Salz und Pfeffer

Zubereitung:

1. Die Tomate in sechs Teile schneiden und grob von Kernen befreien.
2. Die Schalotte klein würfeln und Tomate und Schalotte zusammen un eine TL Olivenöl bei mittlerer Hitze glasig anschwitzen.
3. Mit dem Rosmarin, Salz und Pfeffer würzen und für 5 Minuten braten.
4. Die Eier im restlichen Olivenöl zu Spiegeleiern braten und zusammen mit den Tomaten anrichten.
5. Genießen Sie dazu eine schöne Scheibe Eiweißbrot.

Blutorangen-Joghurt mit Chia Samen und Lavendel-Salz

Kalorien: 111 kcal | Eiweiß: 5,8 Gramm | Fett: 5 Gramm | Kohlenhydrate: 10,7 Gramm

Zubereitungszeit: 6 Minuten Die Chia Samen sollten für mindestens 1 Stunde quellen

Zutaten für eine Portion:

1/2 Blutorange filetiert | 100 Gramm Joghurt | 1 TL Chia Samen | etwas Süßstoff, Stevia oder Xylit | 1 Prise Lavendel-Salz

Zubereitung:

1. Die Blutorange mit dem Joghurt und den Chia Samen im Standmixer pürieren.
2. Mit Süßstoff und Salz würzen und für etwa eine Stunde im Kühlschrank quellen lassen.
3. Sie können diesen Joghurt auch bequem am Vorabend zubereiten und im Kühlschrank lagern.

Leichte Low Carb Rezepte für ein leckeres Mittagessen

Die Repte für Mittagessen sind im Handumdrehen nachgekocht, schmecken absolut lecker, sind gesund und belasten den Körper nicht. Oft wird das Mittagessen gerade bei Berufstätigkeit ausgelassen, weil schwere Gerichte einfach müde machen. Nach diesen Mittagessen können Sie aber gesättigt und mit viel Elan mit Ihrem üblichen Tagesablauf fortfahren.

Viele dieser Gerichte lassen sich auch bequem mit zur Arbeit nehmen und schmecken selbstverständlich auch als Abendessen absolut gut. Unsere Gerichte für früh, mittags und abends sollten Ihnen nur einen Richtwert vermitteln, Sie können den Speiseplan natürlich nach Lust und Laune gestalten. Achten Sie darauf, dass sich Ihre tägliche Bilanz an Kohlenhydraten immer im Bereich von 30 Gramm beläuft.

Geräuchertes Forellenfilet mit Fenchelsalat und Wasabi Dip

Kalorien: 239,3 kcal | Eiweiß: 28,3 Gramm | Fett: 10,9 Gramm | Kohlenhydrate: 7 Gramm

Zubereitungszeit: 10 Minuten

Zutaten für eine Portion:

120 Gramm geräucherte Forelle | 1/2 Knolle Fenchel | 1 Orange filetiert | 1 Messerspitze Kardamom | 1/2 TL Dill gehackt | 1 TL Walnuss Öl | Himalaya Salz und Pfeffer | 2 EL Sauerrahm | 1 Spritzer Limettensaft | 1/2 Messerspitze Wasabi Paste

Zubereitung:

1. Den Fenchel fein raspeln, die Orange in Stücke schneiden und mit dem Fenchel vermengen. Mit Kardamom, Dill, Walnuss Öl, Salz und Pfeffer abschmecken.
2. Den Sauerrahm mit dem Limettensaft und der Wasabi Paste glatt rühren.
3. Je nach eigenem Geschmack können Sie mehr oder weniger Wasabi verwenden.
4. Alternativ funktioniert dafür auch Meerrettich.
5. Die Forelle mit dem Salat und dem Dip anrichten und genießen.

Spiegeleier mit gebratener Geflügel Debreziner

Kalorien: 543,2 kcal | Eiweiß: 27,8 Gramm | Fett: 47,1 Gramm | Kohlenhydrate: 2 Gramm

Zubereitungszeit: 11 Minuten

Zutaten für eine Portion:

2 Eier | 2 TL Pflanzenöl | Salz und Pfeffer | 1 EL Schnittlauch in Röllchen geschnitten | 2 Stück Geflügel Debreziner | 3 Cherry Tomaten

Zubereitung:

1. Die Tomaten halbieren. Die Eier in einem EL Öl zu Spiegeleiern braten.
2. Darauf noch in der Pfanne die Cherry Tomaten verteilen, salzen und pfeffern.
3. Die Würstchen mit einem Messer leicht einritzen und im restlichen Öl rundherum für etwa 3 Minuten anbraten.
4. Die Spiegeleier anrichten, mit Schnittlauch bestreuen und mit den Debreziner Würstchen essen.
5. Sie können auch Wiener Würstchen oder Frankfurter Geflügelwürstchen verwenden.
6. Achten Sie darauf, dass die Würste ohne Mehl hergestellt wurden.

Rahmspinat mit gebratenem Kürbis

Kalorien: 292,6 kcal | Eiweiß: 8,7 Gramm | Fett: 24,2 Gramm | Kohlenhydrate: 10,6 Gramm

Zubereitungszeit: 23 Minuten

Zutaten für eine Portion:

80 Gramm Blattspinat | 1/2 rote Zwiebel | 1 Knoblauchzehe | 1 TL Butter | 50 ml Sahne | 1 EL Hüttenkäse | Himalaya Salz und Pfeffer | etwas Muskat gerieben | 80 Gramm Hokkaido Kürbis | 1 TL Olivenöl | 1/2 TL Rosmarin gehackt | 1 TL Kürbiskerne geröstet und gehackt

Zubereitung:

1. Zwiebel und Knoblauch klein schneiden und in Butter glasig anschwitzen.
2. Mit der Sahne aufgießen und den Hüttenkäse einrühren.
3. Den Blattspinat hinzufügen und für 2 Minuten köcheln lassen.
4. Mit Salz, Pfeffer und Muskat abschmecken und von der Hitze nehmen.
5. Den Kürbis schälen und in 1/2 cm dicke Stücke schneiden.
6. Diese im Olivenöl von allen Seiten goldbraun braten, mit Salz, Pfeffer und Rosmarin würzen und zusammen mit dem Spinat anrichten.
7. Alles großzügig mit den gehackten und gerösteten Kürbiskernen bestreuen.
8. Sie können die Kürbiskerne auch selbst in einer Pfanne ohne Öl rösten.
9. Dadurch entwickeln sie ein sehr intensives Aroma.

Würzige Minutensteaks mit Parmesan-Ei

Kalorien: 346 kcal | **Eiweiß:** 39,8 Gramm | **Fett:** 20,4 Gramm | **Kohlenhydrate:** 0,8 Gramm

Zubereitungszeit: 12 Minuten

Zutaten für eine Portion:

140 Gramm Minutensteaks, (Schwein, Rind oder Geflügel) | 1/2 TL Olivenöl | 1/2 TL Currypaste rot aus dem Asia Laden | 1 Ei | 1 EL Parmesan fein gerieben

Zubereitung:

1. Das Olivenöl mit der roten Currypaste gut verrühren und das Fleisch damit gut bepinseln.
2. Nun das Fleisch in einer Grillpfanne ohne Fett bei starker Hitze auf beiden Seiten für je eine Minute anbraten.
3. In einer beschichteten Pfanne ein Spiegelei braten, dieses mit Parmesan bestreuen und zusammen mit dem Fleisch anrichten.
4. Ein kleiner Blattsalat mit einem Dressing aus Joghurt und Zitronensaft passt hervorragend zu den Minutensteaks.

Griechische Gemüsepfanne mit rohem Lammschinken

Kalorien: 297,9 kcal | Eiweiß: 17,5 Gramm | Fett: 21,5 Gramm | Kohlenhydrate: 8,9 Gramm

Zubereitungszeit: 20 Minuten

Zutaten für eine Portion:

1/2 Zucchini | 1/4 gelbe Paprika | 1/4 rote Paprika | 1/4 Aubergine | 1/2 rote Zwiebel | 2 Tomaten | 1 EL Olivenöl | Thymian | Himalaya Salz und Pfeffer | 50 Gramm Schafskäse schnittfest | 30 Gramm Lammschinken hauchdünn geschnitten

Zubereitung:

1. Zucchini, Paprika, Aubergine, Zwiebel und Tomate in 1 cm große Würfel schneiden.
2. Zusammen im Olivenöl für etwa 10 Minuten anrösten.
3. Ständig umrühren, damit das Gemüse nicht zu dunkel wird.
4. Mit Salz und Pfeffer abschmecken und mit Thymian aromatisieren.
5. Auf einem Teller anrichten und den Schafskäse darüber zerbröseln.
6. Den Lammschinken darüber drapieren.
7. Sie können anstatt Lammschinken auch Bündnerfleisch oder Prosciutto verwenden.

Gefüllte Zucchini Toskana Art

Kalorien: 149,5 kcal | Eiweiß: 7 Gramm | Fett: 5,5 Gramm | Kohlenhydrate: 18 Gramm

Zubereitungszeit: 23 Minuten

Zutaten für eine Portion:

1 Zucchini | 1 Schalotte | 60 Gramm Kirschtomaten | 1 Feige | 1/2 Birne | 8 Oliven schwarz oder grün | Himalaya Salz und Pfeffer | Basilikum frisch oder getrocknet | 2 EL Parmesan

Zubereitung:

1. Die Zucchini der Länge nach aufschneiden und mit einem Löffel vorsichtig das Kerngehäuse heraus kratzen.
2. Die Schalotte, Kirschtomaten, Feige und Birne klein schneiden und vermengen.
3. Mit Salz und Pfeffer würzen und die Zucchini damit befüllen.
4. Die Oliven leicht in die Fülle drücken und mit dem Basilikum bestreuen.
5. Abschließend den Parmesan darüber verteilen und die Zucchini auf ein mit Backpapier ausgelegtes Backblech geben.
6. Im Backrohr bei 200° Celsius für 15 Minuten bei Ober,- und Unterhitze backen.

Nudelsalat mit Konjaknudeln

Kalorien: 318 kcal | Eiweiß: 19,6 Gramm | Fett: 21,2 Gramm | Kohlenhydrate: 12,2 Gramm

Zubereitungszeit: 15 Minuten

Zutaten für eine Portion:

50 Gramm Konjak Nudeln | 1/4 grüne Paprika | 1/2 gelbe Paprika | 1/2 Apfel rot | 1/2 Salatgurke | 20 Gramm Putenschinken gewürfelt | 1 EL Walnüsse gehackt | 20 Gramm Schnittkäse nach Wahl gewürfelt | 1/2 Chicoree rot | Saft und Abrieb einer halben unbehandelten Bio Zitrone | 1 EL Schmand | Himalaya Salz und Pfeffer | 1 EL Schnittlauch gehackt | 1 TL Kerbel gehackt

Zubereitung:

1. Die Konjak Nudeln abspülen und laut Packungsanweisung kurz kochen oder blanchieren.
2. Mit kaltem Wasser abschrecken und zur Seite stellen.
3. Den Saft und Abrieb der Zitrone mit dem Schmand glatt rühren und mit Schnittlauch und Kerbel vermengen.
4. Kräftig salzen und pfeffern.
5. Paprika fein würfeln, den Apfel und die Gurke grob raspeln, den Chicoree in Streifen schneiden und alles zusammen mit dem gewürfelten Putenschinken verrühren.
6. Die Walnüsse untermengen und auch den Käse einmengen.
7. Die Konjak Nudeln unterheben und mit der zubereiteten Marinade versetzen.
8. Kurz nach Bedarf nachwürzen und genießen.

Putensteak mit Kräuter-Frischkäse-Sauce

Kalorien: 231,6 kcal | Eiweiß: 36,9 Gramm | Fett: 7,2 Gramm | Kohlenhydrate: 4,8 Gramm

Zubereitungszeit: 16 Minuten

Zutaten für eine Portion:

150 Gramm Putensteak | 1 Schalotte | 1 Knoblauchzehe | 1 TL Butter | 1 EL Zitronensaft | 80 ml Brühe | 1 EL Frischkäse | 1/2 TL gehackte Petersilie | 1/2 TL gehackter Estragon | 1/2 TL gehackter Koriander | Himalaya Salz | weißer Pfeffer

Zubereitung:

1. Das Fleisch salzen und pfeffern und in einer Grillpfanne ohne Fett von beiden Seiten für je zwei Minuten grillen.
2. Die Schalotte und den Knoblauch klein schneiden und zusammen in der Butter hell anschwitzen.
3. Mit dem Zitronensaft ablöschen und sofort mit der Brühe aufgießen.
4. Kurz aufkochen lassen und den Frischkäse mit einem Schneebesen einrühren.
5. Die Sauce von der Flamme nehmen und die Kräuter einrühren.
6. Mit Salz und Pfeffer abschmecken, das Fleisch kurz in die Sauce legen, eine Minute ziehen lassen, servieren und schlemmen.

Hühnercurry mit Papaya und Mango

Kalorien: 317 kcal | Eiweiß: 42,9 Gramm | Fett: 10,2 Gramm | Kohlenhydrate: 13,4 Gramm

Zubereitungszeit: 14 Minuten

Zutaten für eine Portion:

130 Gramm Hühnerbrust ohne Haut | 1/2 rote Zwiebel | 1 EL Pflanzenöl | 1/2 TL Currypulver gelb | Saft einer halben Limette | 1/2 Stange Staudensellerie | 1/2 Mango | 50 Gramm Papaya | 80 ml Brühe | 3 EL Joghurt | 1 rote Chili | etwas Himalaya Salz | 1 EL gehackter Koriander

Zubereitung:

1. Das Hühnchen in dünne Streifen schneiden und die Zwiebel fein würfeln.
2. Beides zusammen im Öl für zwei Minuten scharf anbraten.
3. Mit dem Currypulver bestreuen und den Curry kurz anrösten lassen.
4. Mit dem Limettensaft ablöschen und sofort mit der Brühe aufgießen.
5. Staudensellerie, Mango und Papaya in 1 cm große Würfel schneiden und ebenfalls in die Pfanne geben.
6. Die Chilli klein hacken oder Mörsern und mit dem Joghurt verrühren.
7. Das scharfe Joghurt nun in die Brühe einrühren und dezent mit Salz würzen.
8. Das Gericht vor dem Servieren großzügig mit gehacktem Koriander bestreuen.
9. Sie können anstatt Koriander auch Petersilie verwenden und die Chili durch etwas Pfeffer ersetzen, falls Sie es milder mögen.

Hühnerbrust mit Paprikastreifen

Kalorien: 263,1 kcal | Eiweiß: 47,1 Gramm | Fett: 5,1 Gramm |
Kohlenhydrate: 7,2 Gramm

Zubereitungszeit: 22 Minuten

Zutaten für eine Portion:

140 Gramm Hühnerbrust ohne Haut | Himalaya Salz und Pfeffer |
Paprikapulver mild | 1/4 rote Paprika | 1/4 gelbe Paprika | 1/4 grüne
Paprika | 1/2 rote Zwiebel | 1 EL Frischkäse | 2 Zweige Thymian

Zubereitung:

1. Die Hühnerbrust in drei gleichgroße Stücke schneiden und
   mit Salz, Pfeffer und Paprika einreiben.
2. Paprika und Zwiebel in Streifen schneiden alles vermengen
   und zusammen in eine kleine Auflaufform geben.
3. Salzen, pfeffern und mit Thymian aromatisieren.
4. Die Hühnerbrust darauf legen und den Frischkäse darüber
   verteilen.
5. Nun in den auf 180° Celsius vorgeheizten Backofen
   schieben und für 15 Minuten bei Umluft backen.
6. Aus dem Ofen nehmen, auf einem Teller anrichten und
   genießen.

Seelachs im Curry-Sud mit Cherry-Tomaten

Kalorien: 289,8 kcal | Eiweiß: 27,9 Gramm | Fett: 17,5 Gramm | Kohlenhydrate: 5,4 Gramm

Zubereitungszeit: 18 Minuten

Zutaten für eine Portion:

130 Gramm Seelachs filetiert | 1 Schalotte | 1 Knoblauchzehe | 1/2 TL Pflanzenöl | 1/2 TL Currypulver gelb | 2 Pimentkörner | 2 Gewürznelken | 2 Kardamomkapseln | 1 Stange Staudensellerie | 1 Tomate | 500 ml Brühe | 2 Frühlingszwiebel | Himalaya Salz und Pfeffer

Zubereitung:

1. Die Schalotte und die Knoblauchzehe fein hacken und zusammen mit dem Currypulver im Öl leicht anrösten.
2. Piment, Nelken, Kardamom dazugeben und mit der Brühe aufgießen.
3. Einmal kurz aufkochen lassen.
4. Den Staudensellerie und die Tomaten klein schneiden und zusammen mit dem ganzen Fisch in den Sud geben.
5. Mit Salz und Pfeffer würzen und bei mittlerer Hitze für 12 Minuten köcheln lassen.
6. Die Frühlingszwiebel klein schneiden.
7. Den Fisch und das Gemüse aus dem Sud fischen, mit etwas Flüssigkeit anrichten und mit Frühlingszwiebel bestreuen.
8. Den restlichen Sud im Kühlschrank aufbewahren oder einfrieren.

Gebackener Camembert mit Speck

Kalorien: 708,6 kcal | Eiweiß: 56,5 Gramm | Fett: 51,8 Gramm | Kohlenhydrate: 4,8 Gramm

Zubereitungszeit: 12 Minuten

Zutaten für eine Portion:

1 Camembert mit etwa 125 Gramm | 6 dünne Scheiben Bauchspeck oder Bacon | 1 Messerspitze Paprikapulver scharf | 1 EL Mandelmehl | 1 Ei | 2 EL fettarme Milch | 4 EL fein geriebene Mandeln | 1 TL gehackter Rosmarin

Zubereitung:

1. Den Camembert mit dem Paprika einreiben und mit dem Speck gleichmäßig umwickeln.
2. Im Mandelmehl wälzen.
3. Das Ei mit der fettarmen Milch verquirlen und den Käse durchziehen.
4. Die geriebenen Mandeln mit dem Rosmarin vermengen und den Camembert darin panieren. Ein weiteres Mal den Käse durch das Ei ziehen und noch einmal panieren.
5. Auf den Grillrost setzen und das Backrohr auf 200° Celsius aufheizen.
6. Den Camembert für etwa 7 Minuten bei Umluft backen. Sie können den Camembert auch in der Heißluftfritteuse zubereiten.

Frittata mit Räucherlachs und Dill

Kalorien: 442,9 kcal | Eiweiß: 40,3 Gramm | Fett: 29,7 Gramm | Kohlenhydrate: 3,6 Gramm

Zubereitungszeit: 20 Minuten

Zutaten für eine Portion:

2 Eier | 60 ml Buttermilch | 100 Gramm Räucherlachs | Saft und Abrieb einer halben, unbehandelten Bio Zitrone | Himalaya Salz und Pfeffer | 1 EL Dill gehackt | 20 Gramm Butterkäse gerieben

Zubereitung:

1. Die Eier mit der Buttermilch verquirlen und mit Saft und Abrieb der Zitrone, mit Salz, Pfeffer und Dill würzen.
2. In eine runde Tarteform gießen und den grob geschnittenen Räucherlachs darauf verteilen.
3. Mit dem Butterkäse bestreuen und das Backrohr auf 190° Celsius aufheizen.
4. Die Frittata bei Ober,- und Unterhitze für 15 Minuten backen.
5. Dazu schmeckt ein kleiner gemischter Salat hervorragend, den Sie mit etwas Apfelessig und Olivenöl marinieren können.

Wurstsalat mit Radieschen, Chili und Koriander

Kalorien: 191,1 kcal | Eiweiß: 10,8 Gramm | Fett: 7,9 Gramm | Kohlenhydrate: 19,2 Gramm

Zubereitungszeit: 10 Minuten

Zutaten für eine Portion:

100 Gramm Geflügelwurst | 3 Radieschen | 2 Gewürzgurken ohne Zuckerzusatz | 1 rote Chili | 1/4 rote Paprika | 1/2 Chicoree | 1/2 Bund Koriander gehackt | 1 Tomate | Himalaya Salz | 2 EL Apfelessig | 4 EL Wasser oder Brühe | 1 EL Pflanzenöl

Zubereitung:

1. Die Geflügelwurst in dünne Streifen schneiden, die Radieschen und Gewürzgurken in Scheiben schneiden, Chili, Paprika, Chicoree und Tomate klein Würfeln.
2. Alles zusammen mit dem gehackten Koriander vermengen.
3. Aus Apfelessig, Wasser und Öl eine Marinade rühren, leicht salzen und den Wurstsalat damit anmachen.

Gemüse-Taler mit Speck und Käse überbacken

Kalorien: 390,1 kcal | Eiweiß: 23,3 Gramm | Fett: 27,7 Gramm | Kohlenhydrate: 11,9 Gramm

Zubereitungszeit: 20 Minuten

Zutaten für eine Portion:

1/2 Zucchini | 1/4 Möhre | 20 Gramm Knollensellerie | 1 TL Sesam | 1 Ei | 2 EL Haferkleie | 1 EL Mandeln gerieben | 1 TL Petersilie gehackt | Himalaya Salz und Pfeffer | 1/2 TL Liebstöckl gehackt | 20 Gramm Speck gewürfelt | 2 EL Bergkäse gerieben | etwas Majoran

Zubereitung:

1. Zucchini, Möhre und Sellerie sehr fein raspeln.
2. Zusammen mit dem Sesam, dem Ei, der Haferkleie und den Mandeln vermengen.
3. Die Petersilie und den Liebstöckl untermengen und mit Salz und Pfeffer würzen.
4. Aus dieser Masse mit feuchten Händen Taler formen und in einer beschichteten Pfanne für je 2 Minuten pro Seite braten.
5. Den Speck mit Bergkäse und Majoran vermengen.
6. Die Taler damit bedecken und auf ein mit Backpapier ausgelegte Backblech legen.
7. Bei Grillfunktion für etwa 3 Minuten gratinieren.

Hühnchen Caprese

Kalorien: 368,9 kcal | Eiweiß: 52,1 Gramm | Fett: 16,5 Gramm | Kohlenhydrate: 3 Gramm

Zubereitungszeit: 20 Minuten

Zutaten für eine Portion:

130 Gramm Hühnerbrust ohne Haut | 1 EL Olivenöl | etwas Abrieb einer unbehandelten Bio Zitrone | 1/2 Bund Basilikum | Himalaya Salz und Pfeffer | 1/2 Tomate | 1/2 Kugel Mozzarella

Zubereitung:

1. Das Hühnchen salzen und pfeffern.
2. Das Olivenöl mit dem Zitronenabrieb und dem Basilikum im Mixer zu einem Pesto verarbeiten.
3. Salzen und pfeffern und die Hühnerbrust damit bestreichen.
4. Die Hühnerbrust oben tief einschneiden und die Tomate und die Mozzarella in Scheiben schneiden.
5. Tomate und Mozzarella nun in die Einkerbungen des Hühnchens stecken.
6. Auf ein mit Backpapier ausgelegtes Backblech legen und bei 180° Celsius für 12 Minuten bei Ober,- und Unterhitze garen.

Gebackene Schinken-Käse-Röllchen mit Spargel

Kalorien: 560 kcal | Eiweiß: 37,3 Gramm | Fett: 38,4 Gramm | Kohlenhydrate: 16,3 Gramm

Zubereitungszeit: 16 Minuten

Zutaten für eine Portion:

8 Scheiben Putenschinken | 4 Scheiben Gouda | 2 Stangen grüner Spargel | 1 EL Mandelmehl | 1 EL fettarme Milch | 2 EL Walnüsse fein gerieben | Himalaya Salz und Pfeffer | 1 EL saure Sahne | 1/2 TL Senf ohne Zuckerzusatz

Zubereitung:

1. Jeweils zwei Scheiben Schinken überlappend aneinander legen und mit einer Scheibe Käse belegen.
2. Den Spargel halbieren und auf den Käse legen.
3. Den Schinken einrollen und im Mandelmehl wälzen.
4. Das Ei mit der Milch verquirlen und die Röllchen durchziehen.
5. In den Walnüssen panieren und auf ein mit Backpapier ausgelegtes Blech legen.
6. Bei 180° Celsius und Umluft die Röllchen für 6 Minuten backen.
7. Aus der sauren Sahne, dem Senf, Salz und Pfeffer einen Dip rühren und zu den Röllchen anrichten.
8. Sie können die Röllchen auch im Airfryer zubereiten.

Schnelle Low Carb Hauptgerichte

Diese Low Carb Rezepte eignen sich für schnelle Abendessen, um nach einem langen Arbeitstag nicht zu Fertigprodukten und Fast Food greifen zu müssen. Sie werden diese Rezepte lieben und überrascht sein, wie schnell sich diese Köstlichkeiten nachkochen lassen.

Low Carb Schlemmerfilet vom Seelachs

Kalorien: 319,1 kcal | Eiweiß: 29,9 Gramm | Fett: 20,3 Gramm | Kohlenhydrate: 4,2 Gramm

Zubereitungszeit: 25 Minuten

Zutaten für eine Portion:

140 Gramm Seelachs-Filet | Himalaya Salz | weißer Pfeffer | Zitronensaft | 1 EL Butter | 1 TL Dill gehackt | 1 TL Schnittlauch in Röllchen | 2 EL geriebene Mandeln | 1 Messerspitze Senf mittelscharf ohne Zuckerzusatz

Zubereitung:

1. Den Fisch salzen, pfeffern und mit dem Zitronensaft beträufeln.
2. Die Butter mit dem Dill, dem Schnittlauch, den Mandeln und dem Senf verkneten und auf dem Fisch verteilen.
3. In eine kleine Auflaufform geben und das Backrohr auf 180° Celsius aufheizen.
4. Den Fisch bei Ober,- und Unterhitze für 15 Minuten garen.
5. Aus dem Ofen nehmen und mit einem kleinen gemischten Salat genießen.

Zucchini Spaghetti mit Garnelen und Knoblauch

Kalorien: 159,7 kcal | Eiweiß: 21,8 Gramm | Fett: 5,7 Gramm | Kohlenhydrate: 5,3 Gramm

Zubereitungszeit: 12 Minuten

Zutaten für eine Portion:

1 Zucchini | 1/2 rote Zwiebel | 2 Knoblauchzehen | 1 EL Butter | 100 Gramm Garnelen ohne Schale | 1/2 rote Paprika | Saft einer halben Zitrone | Himalaya Salz | Pfeffer | 1/2 EL Koriander gehackt | 1/2 TL Rosmarin fein gehackt

Zubereitung:

1. Die Zucchini mit dem Sparschäler zu feinen Nudeln verarbeiten.
2. Zwiebel und Knoblauch hacken und die Paprika in Streifen schneiden.
3. Die Butter in einer Pfanne erhitzen und die Garnelen mit Zwiebel, Knoblauch und Paprika für 2 Minuten anbraten.
4. Die Zucchini-Nudeln hinzugeben und mit Rosmarin und Koriander durch schwenken.
5. Mit dem Zitronensaft ablöschen und mit Salz und Pfeffer abschmecken.
6. Für etwa 2 Minuten bei mittlerer Hitze dünsten und anrichten.
7. Nach Bedarf können Sie die "Nudeln" mit etwas geriebenem Parmesan verfeinern.

Italienischer Low Carb Burger

Kalorien: 297,5 kcal | Eiweiß: 36 Gramm | Fett: 15,1 Gramm | Kohlenhydrate: 4,4 Gramm

Zubereitungszeit: 15 Minuten

Zutaten für eine Portion:

150 Gramm Rinderhackfleisch | 1/2 Zwiebel | 1 Knoblauchzehe | 1/2 TL Senf scharf ohne Zuckerzusatz | etwas Thymian gerebelt | 1 Prise Kümmel gemahlen | 1 Tomate | 1/2 Kugel Mozzarella | 8 Blatt Basilikum | Salz und Pfeffer

Zubereitung:

1. Zwiebel und Knoblauch fein hacken und mit dem Fleisch und dem Senf verkneten.
2. Dezent mit Salz und Pfeffer würzen und mit Thymian und Kümmel würzen.
3. Mit feuchten Händen zu zwei Patties formen und in einer beschichteten Pfanne ohne Öl von allen Seiten für 2 Minuten braten.
4. Die Laibchen werden als "Burgerbrot" verwendet.
5. Tomate und Mozzarella in Scheiben schneiden und zusammen mit dem Basilikum zwischen die Fleischlaibchen schichten.
6. Auf ein mit Backpapier ausgelegtes Backblech legen und im Backrohr bei 200° für 3 Minuten backen.

Szegediner-Gulasch vom Huhn

Kalorien: 331,8 kcal | Eiweiß: 38,9 Gramm | Fett: 17,8 Gramm | Kohlenhydrate: 4 Gramm

Zubereitungszeit: 25 Minuten

Zutaten für eine Portion:

120 Gramm Hühnerschenkel ausgelöst | 1/2 Zwiebel | 1 Knoblauchzehe | 1 TL Tomatenmark ohne Zuckerzusatz | 1/2 TL Paprika mild | 1 Messerspitze Paprika scharf | Thymian getrocknet | Majoran getrocknet | Kreuzkümmel | 150 ml Hühnerbrühe | 50 Gramm Sauerkraut ohne Zuckerzusatz | Salz | Pfeffer | 1 EL Pflanzenöl | 1 EL Creme Fraiche

Zubereitung:

1. Das Hühnchen in 1 cm große Würfel schneiden, Zwiebel und Knoblauch klein hacken und zusammen im Pflanzenöl für gut 3 Minuten anbraten.
2. Das Tomatenmark hinzugeben und für 2 Minuten mitrösten.
3. Paprika und Thymian und Majoran dazugeben und kurz mitrösten.
4. Mit der Hühnerbrühe aufgießen und für 12 Minuten köcheln lassen.
5. Das Sauerkraut hinzugeben und mit Salz, Pfeffer und Kreuzkümmel würzen.
6. Nach 5 Minuten köcheln bei mittlerer Hitze anrichten und vor dem Servieren mit der Creme Fraiche garnieren.

Seeteufel-Spieß auf Salat von Tomaten und Frühlingszwiebel

Kalorien: 216,2 kcal | Eiweiß: 25,3 Gramm | Fett: 11,8 Gramm | Kohlenhydrate: 2,2 Gramm

Zubereitungszeit: 12 Minuten

Zutaten für eine Portion:

150 Gramm Filet vom Seeteufel | 2 Scheiben Bacon | Himalaya Salz | Steak Pfeffer | etwas Limettensaft | 1 Stange Zitronengras | 3 Frühlingszwiebel mit Grün | 40 Gramm Cherry Tomaten gelb | 40 Cherry Tomaten rot | 1/2 Bund Kerbel gehackt | 1 EL Apfelessig | 1 EL Olivenöl | 1 Spritzer Süßstoff

Zubereitung:

1. Den Fisch salzen, pfeffern und mit Limettensaft säuern und in 3 gleichgroße Stücke schneiden.
2. Abwechselnd mit dem Bacon auf dem Zitronengras aufspießen.
3. In einer Grillpfanne ohne Fett von allen Seiten für je 4 Minuten gut anbraten.
4. Die Frühlingszwiebel in Ringe schneiden, die Cherry Tomaten halbieren und mit den Frühlingszwiebel und dem Kerbel vermengen.
5. Mit einem Dressing aus Apfelessig, Olivenöl und Süßstoff marinieren und zusammen mit dem Spieß servieren.
6. Wenn Sie kein Zitronengras haben, können Sie auch gewöhnliche Holzspieße verwenden.
7. Das Zitronengras sorgt lediglich für ein besonderes, zusätzliches Aroma.

Gefülltes Putenschnitzel mit Käse, Zwiebel und Chili

Kalorien: 280 kcal | Eiweiß: 40,7 Gramm | Fett: 12 Gramm | Kohlenhydrate: 2,3 Gramm

Zubereitungszeit: 17 Minuten

Zutaten für eine Portion:

140 Gramm Putenschnitzel | Salz und Pfeffer | 20 Gramm Emmentaler Käse gerieben | 1/2 rote Zwiebel | 1 Chili rot | 2 Salbeiblätter | 1 EL Bergkäse gerieben

Zubereitung:

1. Die Pute dünn klopfen und mit Salz und Pfeffer würzen.
2. Die Zwiebel und die Chili in Scheiben schneiden und mit gehacktem Salbei, Emmentaler vermengen.
3. Auf dem Schnitzel verteilen und das Fleisch einklappen.
4. Mit einem Zahnstocher fixieren. Auf ein mit Backpapier ausgelegtes Backblech legen und mit dem Bergkäse bestreuen.
5. Das Backrohr auf 170° Celsius aufheizen und die Pute bei Ober,- und Unterhitze für 12 Minuten garen.
6. Das Fleisch schmeckt in Streifen geschnitten auch kalt als Snack ganz wunderbar.

Garnelen mit schwarzem Sesam auf Rucola

Kalorien: 350,9 kcal | Eiweiß: 31,7 Gramm | Fett: 21,3 Gramm | Kohlenhydrate: 8,1 Gramm

Zubereitungszeit: 11 Minuten

Zutaten für eine Portion:

140 Gramm Garnelen ohne Schale und geputzt | 1 EL Sesam Öl | 1 EL Sesam Samen schwarz | Saft und Abrieb einer unbehandelten Bio Limette | Himalaya Salz | Pfeffer | 50 Gramm Rucola | 1 EL geröstete Pinienkerne | 1/4 Paprika gelb | 2 Dattel Tomaten | 1 TL Himbeer Essig | 2 EL Wasser | 1 EL Walnuss Öl | 40 Gramm Himbeeren frisch oder TK

Zubereitung:

1. Die Garnelen im Sesam Öl für 2 Minuten glasig braten und mit dem Sesam bestreuen.
2. Mit Salz, Pfeffer, Limettensaft und Abrieb würzen.
3. Den Himbeer Essig mit mit Wasser und Walnuss Öl verrühren und dezent mit Salz und Pfeffer abschmecken.
4. Die Paprika in Würfel und die Tomaten in Scheiben schneiden.
5. Beides mit dem Rucola vermengen und Pinienkerne und Himbeeren unterheben.
6. Mit dem Dressing marinieren und zusammen mit den Garnelen anrichten.
7. Eine Scheibe getoastetes Eiweiß-Brot passt hervorragend zu diesem Gericht.
8. In einer Kunststoff-Dose verpackt können Sie dieses Essen auch toll mit zur Arbeit nehmen, da die Garnelen auch kalt wunderbar aromatisch schmecken.

Zander mit Mandel-Spinat

Kalorien: 365 kcal | Eiweiß: 32,5 Gramm | Fett: 22,6 Gramm | Kohlenhydrate: 7,9 Gramm

Zubereitungszeit: 12 Minuten

Zutaten für eine Portion:

150 Gramm Zanderfilet | 80 Gramm Blattspinat | 1/2 Zwiebel | 1 Knoblauchzehe | 1 Messerspitze Natron | 2 EL Mandeln gehackt | 60 ml Sahne | Salz und Pfeffer | etwas Muskat gemahlen | etwas Zitronensaft | 2 TL Butter

Zubereitung:

1. Den Fisch salzen und pfeffern und mit dem Zitronensaft säuern.
2. In einem Teelöffel Butter mit der Hautseite nach unten braten.
3. Auf der Hautseite für 3 Minuten braten, von der Hitze nehmen, wenden und für 2 Minuten durchziehen lassen.
4. Zwiebel und Knoblauch klein schneiden und zusammen mit den gehackten Mandeln im restlichen Butter glasig anschwitzen.
5. Den Blattspinat grob hacken und hinzufügen.
6. Mit der Sahne aufgießen und Natron dazugeben.
7. Mit Salz, Pfeffer und Muskat würzen.
8. Für eine Minute köcheln lassen und zusammen mit dem Zander anrichten.
9. Sie können natürlich jeden Fisch Ihrer Wahl verwenden.
10. Dorsch, Barsch und Schellfisch eignen sich ebenso gut für dieses Gericht.

Rinderfilet mit gebratener Wassermelone

Kalorien: 319,3 kcal | Eiweiß: 34,8 Gramm | Fett: 16,5 Gramm | Kohlenhydrate: 7,9 Gramm

Zubereitungszeit: 10 Minuten

Zutaten für eine Portion:

180 Gramm Rinderfilet | Fleur de Sel | bunter Pfeffer | 1 Zweig Rosmarin| 2 Zweige Thymian | 2 Knoblauchzehen | 1 EL Olivenöl | 100 Gramm Wassermelone kernlos

Zubereitung:

1. Das Fleisch salzen und pfeffern und zusammen mit Rosmarin, Thymian und Knoblauch im Olivenöl braten.
2. Braten Sie das Fleisch von jeder Seite etwa 3 Minuten.
3. Sobald Sie das Fleisch wenden, geben Sie auch die Wassermelone mit in die Pfanne und rösten diese mit.
4. Alles zusammen anrichten und nach Bedarf noch etwas salzen und pfeffern.

Schweinefilet mit Paprika-Gorgonzola-Sauce

Kalorien: 232,4 kcal | Eiweiß: 37,6 Gramm | Fett: 7,6 Gramm | Kohlenhydrate: 3,4 Gramm

Zubereitungszeit: 12 Minuten

Zutaten für eine Portion:

150 Gramm Schweinefilet | 1 EL Olivenöl | 1 Schalotte | 1/2 rote Paprika | 1/2 TL Paprikapulver süß | 1 EL Apfelessig | 1 Messerspitze Ingwerpulver | 80 ml Brühe | 10 Gramm Gorgonzola oder Blauschimmelkäse nach Wahl | 1 EL Schnittlauch in Röllchen | Salz und Pfeffer

Zubereitung:

1. Das Schweinefilet in drei gleichgroße Medaillons teilen und diese mit der Hand leicht flach drücken.
2. Das Fleisch salzen und pfeffern und mit dem Paprikapulver einstreichen.
3. Die Schalotte und Paprika in Streifen schneiden.
4. Das Fleisch im Olivenöl auf beiden Seiten für je 2 Minuten anbraten, aus der Pfanne nehmen und warm stellen.
5. Schalotte und Paprika in derselben anrösten und mit Apfelessig ablöschen.
6. Mit Ingwer würzen und mit der Brühe aufgießen.
7. Kurz aufkochen lassen und den Gorgonzola ein bröseln.
8. Bei mittlerer Hitze unter ständigem Rühren den Käse schmelzen lassen.
9. Das Fleisch zurück in die Pfanne legen, kurz durch schwenken und anrichten.
10. Vor dem Servieren mit Schnittlauch oder Kräutern Ihrer Wahl bestreuen.

Hackfleischpfanne mit Basilikum

Kalorien: 333,4 kcal | **Eiweiß:** 44,2 Gramm | **Fett:** 14,6 Gramm | Kohlenhydrate: 6,3 Gramm

Zubereitungszeit: 18 Minuten

Zutaten für eine Portion:

130 Gramm Hackfleisch vom Geflügel | 1/2 Zwiebel | 1/2 TL Currypaste rot aus dem Asia Laden | Saft einer halben Limette | 1/2 Stange Staudensellerie | 50 ml Kokosmilch | 1 Prise Xylit oder ein Spritzer Süßstoff | Sojasauce | Fischsauce | 8 Blatt Basilikum | 1 getrocknete Chilischote | 2 EL Haselnüsse gehackt | 50 ml Brühe | 1 TL Kokosöl

Zubereitung:

1. Die Zwiebel klein würfeln und zusammen mit dem Hackfleisch im Kokosöl anbraten.
2. Die Currypaste hinzugeben und für einige Minuten mitrösten.
3. Den Staudensellerie klein schneiden und in die Pfanne geben.
4. Mit Limettensaft, Sojasauce und Fischsauce würzen.
5. Die getrocknete Chilischote im Ganzen und die Haselnüsse hinzufügen und mit Süßstoff abschmecken.
6. Mit der Brühe ablöschen und mit der Kokosmilch aufgießen.
7. Für 5 Minuten bei mittlerer Hitze einkochen lassen, nach Bedarf nachwürzen und servieren.

Hühnerschnitzel in Parmesan-Ei-Hülle

Kalorien: 459,4 kcal | Eiweiß: 58,3 Gramm | Fett: 24,6 Gramm | Kohlenhydrate: 1,2 Gramm

Zubereitungszeit: 10 Minuten

Zutaten für eine Portion:

140 Gramm Hühnerschnitzel | Salz und Pfeffer | 2 Salbeiblätter | 1 EL Mandelmehl | 1 Ei | 3 TL Parmesan fein gerieben | 1 TL Pflanzenöl | 1 TL Butter

Zubereitung:

1. Das Schnitzel dünn klopfen, salzen und pfeffern und den Salbei gut am Fleisch andrücken.
2. Nun das Fleisch gut im Mehl wälzen.
3. Das Ei verquirlen und mit dem Parmesan vermengen.
4. Das Schnitzel durchziehen und rundum mit Ei benetzen.
5. Das Pflanzenöl zusammen mit der Butter in einer Pfanne erhitzen und das Schnitzel darin goldbraun backen.
6. Sie können das Schnitzel auch im Airfryer zubereiten.
7. Dazu den Garkorb mit Backpapier auslegen und das Schnitzel bei 180° Celsius für 10 Minuten backen.

Lachs mit Brokkoli und Karfiol aus dem Ofen

Kalorien: 460,7 kcal | Eiweiß: 32,4 Gramm | Fett: 32,7 Gramm | Kohlenhydrate: 9,2 Gramm

Zubereitungszeit: 15 Minuten

Zutaten für eine Portion:

130 Gramm Lachsfilet ohne Haut | 50 Gramm Brokkoli | 50 Gramm Blumenkohl | 100 ml Sahne | 2 EL Frischkäse | 1 EL Liebstöckl gehackt (Maggikraut) | Saft einer halben Zitrone | Salz und Pfeffer | 1 EL Mandelblättchen geröstet

Zubereitung:

1. Den Fisch salzen und pfeffern und in eine kleine Auflaufform legen.
2. Brokkoli und Blumenkohl in kleine Röschen schneiden und rund um den Fisch drapieren.
3. Den Frischkäse mit dem Liebstöckl und dem Zitronensaft vermischen und mit Salz und Pfeffer würzen.
4. Über dem Fisch verteilen und mit Mandelblättchen bestreuen.
5. Das Backrohr auf 180° Celsius aufheizen und den Fisch bei Umluft für 12 Minuten garen.

Schweinerückensteak mit Kürbiskruste

Kalorien: 452,5 kcal | Eiweiß: 44,3 Gramm | Fett: 25,7 Gramm | Kohlenhydrate: 11 Gramm

Zubereitungszeit: 18 Minuten

Zutaten für eine Portion:

160 Gramm Schweinerücken Steak ohne Schwarte | Salz und Pfeffer | 50 Gramm Kürbis | 1 EL gehackte Kürbiskerne | 1 Eigelb | etwas Majoran getrocknet | 2 EL Haferkleie | 1/2 TL Meerrettich frisch gerissen

Zubereitung:

1. Das Fleisch salzen und pfeffern und in einer Grillpfanne ohne Fett von beiden Seiten für je 2 Minuten braten.
2. Den Kürbis fein reiben und mit den gehackten Kürbiskernen, dem Eigelb, dem Majoran, der Haferkleie und dem Meerrettich vermengen.
3. Dezent salzen und pfeffern.
4. Das Fleisch damit bedecken und auf ein mit Backpapier ausgelegtes Backblech legen.
5. Das Backrohr auf 170° Celsius aufheizen und das Fleisch für 12 Minuten bei Ober,- und Unterhitze überbacken.

Hühnchen in Champignon-Sauce

Kalorien: 238,8 kcal | Eiweiß: 42 Gramm | Fett: 6,4 Gramm | Kohlenhydrate: 3,3 Gramm

Zubereitungszeit: 15 Minuten

Zutaten für eine Portion:

120 Gramm Hühnerbrust ohne Haut | 4 Champignons | 3 kleine Schalotten | 1/4 gelbe Möhre | 120 ml Hühnerbrühe | 2 EL saure Sahne | etwas Thymian frisch oder getrocknet | 1 TL Petersilie gehackt | Salz und Pfeffer | 1 Spritzer Zitronensaft

Zubereitung:

1. Das Hühnchen in dünne Streifen schneiden und die Champignons vierteln.
2. Die Möhre in kleine Würfel schneiden.
3. Die Brühe einmal aufkochen lassen und Fleisch, Champignons, geschnittene Schalotten und gewürfelte Möhre hinein geben.
4. Für 10 Minuten kochen lassen und anschließend die saure Sahne einrühren.
5. Mit Thymian würzen und mit Salz, Pfeffer und Zitronensaft abschmecken.
6. Für weitere 2 Minuten bei mittlerer Hitze simmern lassen und vor dem Servieren mit Petersilie bestreuen.

Kalbsschnitzel mit Schafskäse und Speck gratiniert

Kalorien: 558 kcal | Eiweiß: 39,9 Gramm | Fett: 43,6 Gramm | Kohlenhydrate: 1,6 Gramm

Zubereitungszeit: 14 Minuten

Zutaten für eine Portion:

140 Gramm Kalbsschnitzel | 1 EL Mandelmehl | Salz und Pfeffer | 1 EL Butter | 1 EL Speck gewürfelt | 30 Gramm Ziegenkäse weich | 1 TL Walnüsse gehackt | 1 EL Petersilie gehackt | 60 ml Gemüsebrühe

Zubereitung:

1. Das Schnitzel dünn klopfen, salzen und pfeffern und in Butter von bedien Seiten für je eine Minute anbraten.
2. Aus der Pfanne nehmen und das Mandelmehl in die verbliebene Butter einrühren.
3. Mit der Brühe aufgießen.
4. Mit dem Schneebesen durchrühren, einmal aufkochen und zur Seite stellen.
5. Das Schnitzel auf ein mit Backpapier ausgelegte Blech legen und die Speckwürfel mit Ziegenkäse, Walnüssen und Petersilie vermengen.
6. Auf dem Fleisch verteilen und bei 180° Celsius und Ober,- und Unterhitze für 8 Minuten backen.
7. Auf einem Teller anrichten, mit der Sauce übergießen und genießen.

Rehfilet auf Ofenkürbis

Kalorien: 366,7 kcal | Eiweiß: 33,4 Gramm | Fett: 24,7 Gramm | Kohlenhydrate: 2,7 Gramm

Zubereitungszeit: 18 Minuten

Zutaten für eine Portion:

140 Gramm Rehfilet | Salz und Pfeffer | 1 EL Olivenöl | 1/2 TL Petersilie gehackt | 1/2 TL Kerbel gehackt | 1/2 TL Rosmarin fein gehackt | 1 TL Haselnüsse gehackt | 80 Gramm Hokkaido Kürbis | etwas Thymian | 1 Messerspitze Paprikapulver mild | 1 Prise Zimt

Zubereitung:

1. Das Fleisch salzen und pfeffern und im Olivenöl von allen Seiten für etwa 3 Minuten anbraten.
2. Petersilie, Kerbel, Rosmarin und Haselnüsse vermengen und das Fleisch darin wälzen.
3. Die Panade mit den Händen gut andrücken.
4. Auf ein mit Backpapier ausgelegtes Blech legen.
5. Den Kürbis in etwa 0,5 cm dicke Scheiben schneiden und mit Thymian, Paprika, Zimt, Salz und Pfeffer würzen.
6. Ebenfalls auf das Backblech legen und alles zusammen bei 160° Celsius, bei Ober,- und Unterhitze für 15 Minuten garen.

Cremige Hackfleischpfanne mit Pilzen

Kalorien: 355,5 kcal | Eiweiß: 30,1 Gramm | Fett: 21,9 Gramm |
Kohlenhydrate: 9,5 Gramm

Zubereitungszeit: 14 Minuten

Zutaten für eine Portion:

130 Gramm Rinderhackfleisch mager | 1/2 Zwiebel | 50 Gramm
Pfifferlinge | 50 Gramm Kräuterseitlinge | 1/4 Birne | 2 EL
Apfelessig | 100 ml Gemüsebrühe | 50 ml Sahne | Salz und
Pfeffer | getrockneter Majoran | 1 EL Schnittlauch in Röllchen |
1 TL Olivenöl

Zubereitung:

1. Die Zwiebel klein schneiden und zusammen mit dem
   Hackfleisch im Olivenöl braten.
2. Die Pfifferlinge und Seitlinge in mundgerechte Stücke
   schneiden und ebenfalls in die Pfanne geben.
3. Die Birne würfeln, hinzufügen, durchschwenken und
   mit Apfelessig ablöschen.
4. Mit der Brühe aufgießen und mit Salz, Pfeffer und
   Majoran würzen.
5. Für etwa 8 Minuten köcheln lassen.
6. Mit der Sahne verfeinern, kurz simmern lassen,
   anrichten und vor dem Servieren mit Schnittlauch
   bestreuen.

Low Carb Snacks und Beilagen

Diese Low Carb Rezepte sind toll für den kleinen Hunger zwischendurch. Die kleinen Gerichte eigenen sich auch hervorragend als Beilagen für mittags und abends. Achten Sie beim Kombinieren der Snacks und Beilagen stets auf den gesamten, täglichen Umsatz der Kohlenhydrate.

Kalorien und Fett sind bei einer Low Carb Ernährung nebensächlich - das bedeutet, dass Sie garantiert nicht hungern müssen, und dennoch in kürzester Zeit eine beachtliche Menge an Kilos verlieren werden.

Humus mit Staudensellerie

Kalorien: 131,2 kcal | Eiweiß: 9,2 Gramm | Fett: 2,8 Gramm | Kohlenhydrate: 17,3 Gramm

Zubereitungszeit: 6 Minuten

Zutaten für eine Portion:

80 Gramm Kichererbsen aus der Dose | 2 Knoblauchzehen | 2 EL Hüttenkäse | 1 Chilischote | 2 EL Orangensaft ohne Zuckerzusatz | Salz und Pfeffer | 2 Stangen Staudensellerie

Zubereitung:

1. Die Kichererbsen abseihen und zusammen mit dem Knoblauch, dem Hüttenkäse, der Chili und dem Orangensaft in den Mixer geben.
2. Zu einer cremigen Paste verarbeiten und mit Salz und Pfeffer abschmecken.
3. Den Staudensellerie in Stücke schneiden und den Humus damit dippen.
4. Dieser Aufstrich ist schmeckt auch toll auf einer Scheibe Eiweißbrot.
5. Sie können den Humus mit verschiedenen Kräutern Ihrer Wahl und unterschiedlichen Gewürzen immer neu zubereiten.
6. Humus ist sehr gesund und ein toller Lieferant für Vitamine und Mineralstoffe.
7. Gerade während einer Diät sollten Sie darauf großen Wert legen.

Kleine Low Carb Auberginen Pizza

Kalorien: 97,8 kcal | Eiweiß: 8,3 Gramm | Fett: 5,8 Gramm | Kohlenhydrate: 3,1 Gramm

Zubereitungszeit: 12 Minuten

Zutaten für eine Portion:

4 Scheiben Auberginen mit einer Dicke von ca. 1 cm | 3 EL Pizzatomaten ohne Zuckerzusatz | 20 Gramm Gouda | Oregano | Salz und Pfeffer | 2 EL Tunfisch aus der Dose - im eigenen Saft

Zubereitung:

1. Die Auberginen in einer Grillpfanne ohne Öl auf beiden Seiten kurz scharf anbraten.
2. Aus der Pfanne nehmen und auf ein mit Backpapier ausgelegtes Blech legen.
3. Salzen und pfeffern und mit den Pizzatomaten bestreichen.
4. Mit Gouda bestreuen und mit Oregano, Salz und Pfeffer würzen.
5. Mit Thunfisch bedecken und bei 200° Celsius für 6 Minuten bei Ober,- und Unterhitze backen.
6. Sie können die kleinen Pizzen natürlich nach Lust und Laune belegen.
7. Ob rein vegetarisch oder mit Schinken und Speck, der Fantasie sind keine Grenzen gesetzt.

Gebackene Zucchini-Sticks

Kalorien: 185,8 kcal | Eiweiß: 11,6 Gramm | Fett: 14,6 Gramm | Kohlenhydrate: 2 Gramm

Zubereitungszeit: 7 Minuten

Zutaten für eine Portion:

1/2 Zucchini | 1 Ei | 2 EL Mandelmehl | 2 EL Joghurt | Salz und Pfeffer | Öl zum Frittieren

Zubereitung:

1. Die Zucchini in Sticks schneiden, salzen und pfeffern.
2. Das Ei mit dem Mandelmehl und dem Joghurt verquirlen.
3. Die Sticks durchziehen und im heißen Öl backen.
4. Sie können die Sticks auch in der Heißluftfritteuse zubereiten.
5. Auch im Backofen bei Umluft und 200! Celsius lassen sich die Sticks in ca. 8 Minuten backen.
6. Genießen Sie die Sticks als Snack oder als Beilage, sie sind eine tolle Alternative zu herkömmlichen Pommes.

Karotten-Küchlein

Kalorien: 141,8 kcal | Eiweiß: 12,6 Gramm | Fett: 7,4 Gramm | Kohlenhydrate: 6,2 Gramm

Zubereitungszeit: 8 Minuten

Zutaten für eine Portion:

1/2 Möhre | 1 Ei | 2 EL Mandelmehl | Salz und Pfeffer | etwas Muskat gerieben

Zubereitung:

1. Das Ei schaumig schlagen und die Möhre fein raspeln.
2. Das Mandelmehl mit dem Ei vermengen und die geraspelte Möhre unterrühren.
3. Mit Salz, Pfeffer und Muskat würzen und in einer beschichteten Pfanne kleine Pfannküchlein backen.
4. Die Küchlein sind eine tolle Beilage zu allen Gerichten mit Saucen.
5. Sie können diese auch pur genießen oder mit etwas Sauerrahm bestreichen.

Honigschinken Omelette

Kalorien: 225,2 kcal | Eiweiß: 17,9 Gramm | Fett: 16,4 Gramm | Kohlenhydrate: 1,5 Gramm

Zubereitungszeit: 6 Minuten

Zutaten für eine Portion:

60 Gramm Honigschinken (1 Scheibe) | 1 Ei | etwas Thymian | 2 EL Milch | 1 EL Schnittlauch in Röllchen | Salz und Pfeffer

Zubereitung:

1. Das Ei mit dem Thymian, der Milch und dem Schnittlauch verquirlen und mit Salz und Pfeffer würzen.
2. Den Schinken durchziehen und in einer beschichteten Pfanne braten.
3. Mit dem restlichen Ei übergießen.
4. Stocken lassen und vorsichtig wenden.
5. Wer möchte kann auch etwas geriebenen Käse unter das Ei Mengen.

Low Carb Möhren Cheesy Fries

Kalorien: 115 kcal | Eiweiß: 6,4 Gramm | Fett: 7,8 Gramm | Kohlenhydrate: 4,8 Gramm

Zubereitungszeit: 15 Minuten

Zutaten für eine Portion:

1 Möhre | 1 EL Olivenöl | Salz und Pfeffer | 20 Gramm Käse gerieben

Zubereitung:

1. Die Möhre in etwa 0,5 cm dicke Stifte schneiden und auf ein mit Backpapier ausgelegtes Backblech legen.
2. Mit dem Olivenöl beträufeln und sparsam salzen und pfeffern.
3. Das Rohr auf 170° Celsius aufheizen und die Pommes bei Ober,- und Unterhitze für 8 Minuten backen.
4. Nun mit dem Käse bestreuen und für weitere 5 Minuten backen.
5. Sie können die Cheesy Fries zusätzlich mit sämtlichen Kräutern Ihrer Wahl, Chili oder Cayenne Pfeffer bestreuen.

Paprika mit Camembert überbacken

Kalorien: 132,5 kcal | Eiweiß: 12,7 Gramm | Fett: 6,5 Gramm | Kohlenhydrate: 5,8 Gramm

Zubereitungszeit: 7 Minuten

Zutaten für eine Portion:

1/2 gelbe Paprika | 1/2 rote Paprika | 30 Gramm Brombeeren | 50 Gramm Camembert | Pfeffer frisch gemahlen

Zubereitung:

1. Die Paprika in 2 cm dicke Streifen schneiden.
2. Ein Backblech mit Backpapier auslegen und die Paprika darauf verteilen.
3. Mit den Brombeeren belegen und mit dem in Scheiben geschnittenen Camembert bedecken.
4. Das Rohr auf 200° Celsius aufheizen und die Paprika bei Ober,- und Unterhitze für etwa 4 bis 5 Minuten überbacken.
5. Dieser fruchtig pikante Snack eignet sich auch toll als Beilage zu Steak und Wild.

Gebackener grüner Spargel mit Chili und Erdbeer-Dip

Kalorien: 196,8 kcal | Eiweiß: 13,5 Gramm | Fett: 14 Gramm | Kohlenhydrate: 4,2 Gramm

Zubereitungszeit: 10 Minuten

Zutaten für eine Portion:

4 Stangen grüner Spargel | 1 EL Mandelmehl | 1 Ei | 2 EL Mandeln gerieben | Salz und Pfeffer | 3 Erdbeeren | 1 EL Quark

Zubereitung:

1. Beim Spargel die unteren Enden abschneiden und der Länge nach halbieren.
2. Den Spargel im Mandelmehl wälzen.
3. Das Ei mit Salz und Pfeffer verquirlen und den Spargel durchziehen.
4. In den Mandeln panieren und auf ein mit Backpapier ausgelegtes Backblech legen.
5. Bei 160° Celsius und Ober,- und Unterhitze für 6 Minuten backen.
6. Sie können den Spargel auch im Airfryer frittieren.
7. Die Erdbeeren mit der Gabel oder dem Zauberstab zerdrücken und mit dem Quark verrühren und mit etwas Pfeffer bestreuen.
8. Den Dip zum Spargel servieren.

Pfannkuchen mit Speck und Frischkäse

Kalorien: 274,1 kcal | Eiweiß: 24,5 Gramm | Fett: 17,7 Gramm | Kohlenhydrate: 4,2 Gramm

Zubereitungszeit: 10 Minuten

Zutaten für eine Portion:

2 Eier | 50 ml fettarme Milch | 2 EL Mandelmehl | Salz und Pfeffer | 1 EL Petersilie gehackt | 2 EL Frischkäse | 2 EL Speck gewürfelt,

Zubereitung:

1. Die Eier mit der Milch verquirlen und mit dem Mandelmehl glatt rühren.
2. Mit Salz und Pfeffer würzen und die Petersilie einrühren.
3. Den Teig in einer beschichteten Pfanne ohne Öl zu dünnen Pfannkuchen, sogenannten Palatschinken verarbeiten.
4. Aus der Pfanne nehmen und mit Frischkäse bestreichen und mit dem Speck belegen.
5. Die Pfannkuchen einschlagen und auf ein Backblech legen.
6. Bei 180° Celsius für 3 Minuten bei Ober,- und Unterhitze backen.
7. Sie können den Speck im Vorfeld in einer beschichteten Pfanne kurz anrösten.
8. So werden die Pfannkuchen besonders knusprig.

Low Carb Desserts

Auch wenn Sie sich nach der Low Carb Methode ernähren heißt das nicht, dass Sie auf Süßigkeiten verzichten müssen. Bei diesen verführerischen Rezepten können Sie bedenkenlos ohne Reue zugreifen und nach Herzenslust schlemmen.

Gebackenes Low Carb Eis im Baisermantel

Kalorien: 178,4 kcal | Eiweiß: 5,5 Gramm | Fett: 4,8 Gramm | Kohlenhydrate: 28,3 Gramm

Zubereitungszeit: 8 Minuten

Zutaten für eine Portion:

1 Nektarine | 2 kleine Kugeln Low Carb Eis Vanille | 1 Eiweiß | 1 EL Xylit oder Süßstoff

Zubereitung:

1. Die Nektarine halbieren und den Kern entfernen.
2. Jeweils eine Kugel Eis in die Mulde setzen.
3. Das Eiweiß mit dem Süßstoff zu einem steifen Schnee schlagen und die Nektarine samt dem Eis damit ummanteln.
4. Auf ein mit Backpapier ausgelegtes Backblech legen und den Ofen auf 220° Celsius aufheizen.
5. Das Dessert bei Ober,- und Unterhitze für 3 Minuten backen, aus dem Ofen nehmen und sofort genießen.

Low Carb Frozen Joghurt

Kalorien: 236,2 kcal | Eiweiß: 11,2 Gramm | Fett: 14,2 Gramm | Kohlenhydrate: 15,9 Gramm

Zubereitungszeit: 8 Minuten Gefrierzeit: 6 Stunden

Zutaten für eine Portion:

120 Gramm Joghurt | 1 Eiklar | 1 EL Xylit oder Süßstoff | Mark einer halben Vanilleschote | etwas Abrieb einer unbehandelten Bio Limette | 50 ml Sahne

Zubereitung:

1. Das Joghurt mit dem Eiklar, dem Süßstoff, der Vanille und dem Abrieb glatt rühren.
2. Die Sahne steif schlagen und unterheben.
3. Die Masse in eine Schüssel füllen und für mindestens 6 Stunden einfrieren.
4. Aus dem Tiefkühler nehmen und im Mixer zu einem Frozen Joghurt verarbeiten.
5. Nach Bedarf mit frischen Beeren servieren und genießen.

Gratinierte Beeren

Kalorien: 117,5 kcal | Eiweiß: 5,9 Gramm | Fett: 4,7 Gramm | Kohlenhydrate: 12,9 Gramm

Zubereitungszeit: 10 Minuten

Zutaten für eine Portion:

80 Gramm Beerenmix frisch oder TK | 1 Ei | Saft und Abrieb einer halben unbehandelten Bio Orange | 1 TL Xylit, Stevia oder Süßstoff nach Bedarf

Zubereitung:

1. Das Ei mit dem Orangensaft und dem Süßstoff über einem heißen Wasserbad schaumig schlagen.
2. Die Beeren in eine kleine Auflaufform füllen und mit dem Abrieb marinieren.
3. Mit der Eimasse übergießen.
4. Den Ofen auf 220° Celsius aufheizen und die Beeren für 4 Minuten bei Ober,- und Unterhitze gratinieren.
5. Sie können die gratinierten Beeren zusätzlich mit einer Kugel Low Carb Eis genießen.

Apfel Crumble mit Low Carb Streusel

Kalorien: 273,4 kcal | Eiweiß: 11,2 Gramm | Fett: 20,2 Gramm | Kohlenhydrate: 11,7 Gramm

Zubereitungszeit: 12 Minuten

Zutaten für eine Portion:

1/2 Apfel | 1 Spritzer Zitronensaft | 20 Gramm Butter | 30 Gramm Mandelmehl | 1 Messerspitze Zimt | etwas Abrieb einer unbehandelten Bio Orange | Süßstoff nach Bedarf

Zubereitung:

1. Den Apfel in dünne Spalten schneiden und in eine kleine Tartform schichten.
2. Mit dem Zitronensaft beträufeln.
3. Die Butter in einer Pfanne schmelzen lassen und das Mandelmehl zusammen mit dem Zimt und dem Süßstoff einrühren.
4. So lange rühren, bis sich die Masse krümelig vom Pfannenboden löst.
5. Diese Krümel nun über den Äpfeln verteilen, mit dem Abrieb aromatisieren und in den Ofen schieben.
6. Bei 180° Celsius für 10 Minuten bei Ober,- und Unterhitze backen.

Verführerische Low Carb Brownies

Kalorien: 2972,3 kcal | Eiweiß: 47,5 Gramm | Fett: 187,5 Gramm | Kohlenhydrate: 273,7 Gramm

Zubereitungszeit: 25 Minuten

Zutaten für ca. 12 Brownies:

120 Gramm Butter | 3 Eier | 250 Gramm Xylit Schokolade zartbitter | 80 Gramm Xylit oder Stevia nach Bedarf | 60 Gramm Mandelmehl | 2 EL doppelt entölter Kakao | 1 Packung Backpulver | 1 Prise Himalaya Steinsalz

Zubereitung:

1. Die Butter schaumig schlagen und ein Ei nach dem anderen in die Butter einrühren.
2. Die Schokolade in einer kleinen Pfanne unter ständigem Rühren schmelzen lassen und zügig in die Buttermasse einrühren.
3. Süßstoff, Mandelmehl, Kakao, Backpulver und Salz einrühren.
4. Die Teigmasse in eine leicht gebutterte Auflaufform füllen.
5. Die Maße 25 cm x 25 cm passen hierfür optimal.
6. Den Ofen auf 175° Celsius aufheizen und die Brownies bei Ober,- und Unterhitze für 20 Minuten backen.
7. Aus dem Ofen nehmen und in 12 Stücke schneiden.
8. Die Nährwertangaben dieses Rezeptes beziehen sich auf 12 Stück.

Low Carb Muffins mit Ingwer und Vanille

Kalorien: 943,1 kcal | Eiweiß: 43,3 Gramm | Fett: 81,1 Gramm | Kohlenhydrate: 10 Gramm

Zubereitungszeit: 20 Minuten

Zutaten für 4 Muffins:

2 Eier | 90 Gramm Mandelmehl | 1 Packung Backpulver | 3 EL griechischer Joghurt | Mark einer Vanilleschote oder Vanille Aroma | 1 Messerspitze Ingwer frisch gerieben oder Pulver | 2 EL gehackte Walnüsse | 4 Walnuss Hälften

Zubereitung:

1. Die Eier trennen und das Eiklar mit dem Schneebesen oder Handmixer zu einem steifen Schnee verarbeiten.
2. Die Eidotter mit dem griechischen Joghurt glatt rühren und das Mandelmehl und das Backpulver einarbeiten.
3. Vanille, Ingwer und gehackte Walnüsse einrühren und anschließend den Eischnee behutsam unterheben.
4. Den Teig in vier Muffinformen füllen.
5. Je eine Walnuss Hälfte auf ein Muffin setzen.
6. Das Backrohr auf 170° Celsius aufheizen und die Muffins bei Ober,- und Unterhitze für etwa 15 Minuten backen.
7. Sie können die Muffins mit einem Häubchen aus geschlagener Vanille-Sahne servieren und haben so im Handumdrehen Low Carb Cup Cakes gezaubert.

Low Carb Schokoladen-Eis

Kalorien: 1130,2 kcal | Eiweiß: 26,3 Gramm | Fett: 66,6 Gramm | Kohlenhydrate: 106,4 Gramm

Zubereitungszeit: 10 Minuten Gefrierzeit: mindestens 6 Stunden

Zutaten für vier Portionen:

2 Eier | 1 Eiklar | 100 Gramm Xylit Schokolade zartbitter | 2 EL Xylit, Stevia oder Süßstoff | 200 ml Sahne

Zubereitung:

1. Die Eier mit dem Süßstoff schaumig schlagen und das Eiklar mit unterrühren.
2. Die Schokolade über einem heißen Wasserbad schmelzen lassen.
3. Zügig mit dem Schneebesen in die Eimasse einrühren.
4. Die Sahne steif schlagen und behutsam unterheben.
5. Die Masse in eine Wanne füllen und für mindestens 6 Stunden einfrieren.
6. Aus dem Tiefkühler nehmen und insgesamt 4 Portionen Eis entnehmen.
7. Die Nährwertangaben sind für 4 gesamte Portionen berechnet.

Crepes mit Beeren-Mus

Kalorien: 418,6 kcal | Eiweiß: 17,1 Gramm | Fett: 33,4 Gramm | Kohlenhydrate: 12,4 Gramm

Zubereitungszeit: 9 Minuten

Zutaten für eine Portion:

2 Eigelb | 60 ml Sahne | 2 EL Kokosmehl | 1 Prise Himalaya Salz | 50 Gramm Waldbeeren frisch oder TK | 2 EL Hüttenkäse | 1 TL Xylit oder Süßstoff | etwas Abrieb einer unbehandelten Bio Orange

Zubereitung:

1. Die Eigelb mit der Sahne verquirlen und mit dem Kokosmehl und Salz glatt rühren.
2. In einer beschichteten Pfanne den Teig ohne Fett zu dünnen Crepes backen.
3. Die Beeren mit dem Hüttenkäse, Süßstoff und Abrieb mit dem Zauberstab pürieren.
4. Die Crepes mit dem Mus begießen und servieren.
5. Nach Bedarf mit etwas Puderxylit bestreuen.
6. Auch ein Klacks Sahne passt hervorragend zu dieser kleinen, fruchtigen Köstlichkeit.

Joghurt Pudding mit Gelee

Kalorien: 163,6 kcal | Eiweiß: 12,4 Gramm | Fett: 6,8 Gramm |
Kohlenhydrate: 13,2 Gramm

Zubereitungszeit: 8 Minuten Kühlzeit: mindesten 4 Stunden

Zutaten für eine Portion:

150 Gramm Joghurt | 1 TL Chia Samen | 1 EL Xylit oder Süßstoff
| etwas Vanille Aroma | etwas Abrieb einer unbehandelten Bio
Limette | 50 ml frisch gepressten Grapefruit Saft | 1
Messerspitze Sofort-Gelatine

Zubereitung:

1. Den Joghurt mit den Chia Samen, dem Sü0stoff, der
   Vanille und dem Limettenabrieb glatt rühren.
2. In ein Gläschen füllen.
3. Den Grapefruitsaft gut mit der Sofort-Gelatine
   verrühren, bis diese sich vollständig aufgelöst hat.
4. Über dem Joghurt verteilen und im Kühlschrank für
   mindestens 4 Stunden, am besten über Nacht stocken
   lassen.

Low Carb Karotten-Muffins mit Zimt und Kakao

Kalorien: 964,4 kcal | Eiweiß: 49,8 Gramm | Fett: 77,6 Gramm | Kohlenhydrate: 16,7 Gramm

Zubereitungszeit: 20 Minuten

Zutaten für 4 Muffins:

60 Gramm Butter | 2 Eier | 2 EL Joghurt | 90 Gramm Mandelmehl | 1/2 Packung Backpulver | 100 Gramm Möhren fein geraspelt | 2 EL fein gehackte Pistazien | 1 Messerspitze Zimt | 1 EL doppelt entölter Kakao | 1 Prise Himalaya Salz | 2 Spritzer Süßstoff

Zubereitung:

1. Die Butter schaumig schlagen und ein Ei nach dem anderen in die Butter einrühren.
2. Mit dem Mandelmehl glatt rühren und Backpulver, Joghurt, Möhren, Pistazien, Zimt, Kakao, Salz und Süßstoff einarbeiten.
3. Die Masse in vier Muffinformen verteilen. Bei 180° Celsius bei Ober,- und Unterhitze für 15 Minuten backen.